OBSERVATIONS

SUR L'IRIS.

OBSERVATIONS
SUR L'IRIS,
SUR LES PUPILLES ARTIFICIELLES,
ET
SUR LA KERATONYXIS,
OU
NOUVELLE MANIÈRE D'OPÉRER LA CATARACTE;

MÉMOIRE PRÉSENTÉ A L'INSTITUT,

PAR N.-J. FAURE,

MÉDECIN-OCULISTE DE S. A. R. Mme LA DUCHESSE DE BERRY,
EX-MÉDECIN EN CHEF DE PLUSIEURS HÔPITAUX.

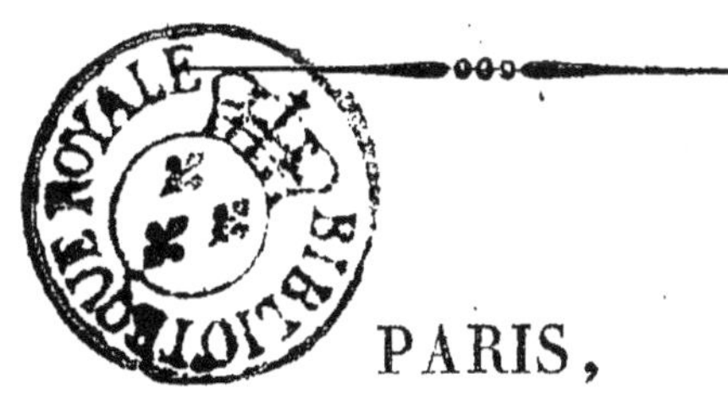

PARIS,
IMPRIMERIE de P.-F. DUPONT, hôtel des Fermes.

CHEZ L'AUTEUR, rue du Marché St-Honoré, n° 3.
DELAUNAY, Palais-Royal, galerie de bois.
GABON, rue de l'École de Médecine.

1819.

A Son Altesse Royale

Madame

La Duchesse de Berry.

Madame,

Votre Altesse Royale a daigné me permettre de lui dédier ce petit ouvrage. Je sens tout ce qu'une semblable grâce m'impose, & je mettrai ma gloire à m'en rendre digne à l'avenir par mes soins envers les infortunés, afin qu'ils élèvent des prières sincères vers la divine Providence, pour qu'elle exauce tous vos souhaits: car mes voeux, Madame, ont toujours eu pour objet le bonheur des Bourbons & celui de ma patrie.

Je suis, avec le plus profond respect,

Madame,

De votre ALTESSE ROYALE,

Le très-humble, très-obéissant & très-dévoué serviteur.

Faure.

OBSERVATIONS

Sur l'Iris, sur les Pupilles artificielles, et sur la Keratonyxis, *ou nouvelle manière d'opérer la Cataracte* (1).

MÉMOIRE PRÉSENTÉ A L'INSTITUT.

L'HABITUDE que je me suis faite d'exiger, du génie même, des faits pour garantie de ses promesses, m'impose à moi-même une loi de ne vous rien offrir qui ne soit confirmé par l'expérience. Elle fut mon guide, elle sera mon appui. Je viens soumettre quelques observations sur l'iris et les résultats d'un procédé nouveau, à des censures éclairées qui valent mieux que d'aveugles louanges. Avant de les exposer à vos regards, je proteste que ce titre d'inventeur n'est pas ce qui flatte mon orgueil. S'il m'était permis d'en montrer dans une telle assemblée, ce serait pour avoir secouru l'humanité autant qu'il était en moi, et peut-être de

(1) Les consultations ont lieu rue du Marché-Saint-Honoré, n° 3, tous les jours jusqn'à neuf heures du matin, et les mardi et samedi jusqu'à midi.

me retrouver dans une enceinte qui me rappelle un triomphe de mon adolescence. Au début de ma vie je cherchai la célébrité dans l'audace. Dans la maturité de l'âge, je cherche surtout cette estime que les hommes de bien se doivent les uns aux autres.

Je n'ignore point l'espèce de défaveur que l'on cherche à répandre sur ceux qui se livrent spécialement à une branche particulière de l'art de guérir, surtout dans la médecine, qui, comme toutes les sciences, tant positives que conjecturales, est un arbre immense dont les rameaux sont liés par une tige commune; mais à vouloir suivre cette idée, dans toute l'étendue de ses applications, quelle science est étrangère à l'autre? est-ce donc à dire qu'il faut les cultiver toutes sous peine de n'en cultiver aucune avec succès et avec honneur; et pour être sœurs, les Muses ne connaissent-elles aucune rivalité? Je proclame, je le sais, un principe dont tout ici m'offre de glorieuses exceptions, et c'est parmi tant de monuments de la puissance de l'esprit humain, que j'ose l'accuser d'impuissance; mais en bornant ainsi son action, je ne prends point des exemples dans une sphère trop au-dessus des vulgaires ambitions pour qu'elles y cherchent une règle ou une excuse.

J'ai souvent pensé que l'art de guérir gagnerait

davantage, si les hommes à qui le hasard ou leurs méditations fournissent quelques idées heureuses, se bornaient à les publier sans faste et sans emphase, et surtout sans cette ambition de faire des livres, qui, pour grossir le bagage, enchâssent une pensée dans une foule de citations ou de plagiats qui la dénaturent. On croit avancer ainsi la science. L'erreur est grande, à mon avis; car, que gagne le public à tout ce vain appareil? nul doute qu'un ouvrage composé dans un esprit d'observation et de critique où les idées de tous les savants médecins et chirurgiens de l'Europe seraient réunies, après avoir été soumises à l'examen d'une société choisie, qui élaguerait tout ce qui ne serait pas utile et fondé par l'expérience, ne fût du plus grand avantage pour l'humanité. Un tel ouvrage ne serait peut-être pas indigne de la protection d'un grand Roi, et sans doute ne serait pas le monument le moins durable de sa gloire. En attendant, signalons ces frauduleuses spéculations que de riches éditeurs font peser sur de trop crédules souscripteurs, jusqu'à ce que les hommes illustres, dont les noms avaient commandé le respect et la confiance de leurs compatriotes et des étrangers, se réveillent, et mettent un terme à de honteux trafics. Quant à moi, heureux d'avoir imaginé quelque chose d'utile, heureux surtout que mes procédés les plus remarquables, soient des actes d'humanité, j'indiquerai le nom de mes malades et les lieux qu'ils habitent, afin de mettre MM. les Rapporteurs, si l'Académie croit devoir en nommer, à même de fixer leur jugement. Ces individus sont de la classe indigente, et de toutes les circonstances que je vous expose, il n'en est pas une que je m'honore plus de rappeler.

Livré depuis douze années à l'étude des maladies des yeux, sans négliger la médecine en général si nécessaire au traitement des gouttes sereines et de certaines ophthalmies (1), c'est sur les pupilles artificielles que j'ai surtout fixé mon attention. Depuis Cheselden, les praticiens n'ont pas été avares de procédés, et cela devait être parce qu'il survient des cas si extraordînaires, il est telle désorganisation si compliquée, si étendue, que l'art dans son enfance n'a pu la prévoir, encore moins la corriger. Un tableau analytique et raisonné de ces désorganisations diverses ne me paraîtrait pas d'une médiocre importance. J'espère vous l'offrir un jour avec le tableau synoptique des moyens de guérison.

Une circonstance bien rare en médecine et

---

(1) Voyez à la fin de ce mémoire le nom et l'adresse de plusieurs individus que j'ai guéris de la goutte sereine.

même en chirurgie me semble recommander mon procédé. C'est qu'il peut remplacer tous les autres, et réussir dans les affections les plus variées et les plus compliquées. Ce que je ne saurais passer sous silence, c'est qu'après une opération de cette sorte, la vue m'a paru toujours se perfectionner au lieu de s'affaiblir.

Si mes idées sur l'iris ne vous paraissent pas conformes à ce qui a été dit avant moi, ce ne sera pas auprès de vous un motif pour les examiner avec moins d'attention. Je me flatte que la facilité que je me suis acquise, d'établir sans délabrement et presque sans douleur des ouvertures sur tous les points de cette membrane, sera pour vous de quelque intérêt; et lorsque l'expérience aura démontré le peu de danger de cette opération, une infinité d'aveugles qui se croient sans ressource, soit à cause de désorganisations que la petite vérole ou d'autres maladies ont produites sur leurs yeux, soit à cause de cataractes opérées sans succès, viendront réclamer un secours presque toujours certain, si le nerf optique a conservé la faculté de distinguer la nuit du jour, et que la cornée transparente ne soit pas entièrement désorganisée.

Afin de ne pas abuser trop long-temps de vos moments, j'aurai l'honneur de vous communiquer seulement trois observations qui renferment l'exposé de ma doctrine sur les pupilles artificielles. Je terminerai par une observation de *Keratonyxis*, ou nouvelle manière d'opérer la cataracte. On trouvera à la fin de ce mémoire un exemple de la méthode que les médecins et chirurgiens de l'Europe devront suivre, si l'on se détermine jamais à faire un dictionnaire médico-chirurgical dégagé de toute futilité. Je ferai remarquer que chaque article devrait être sur papier séparé, afin d'abréger et de faciliter le travail de la société qui serait chargée de l'examen des articles, de la vérification et de la classification des faits. Des écrivains habiles seraient chargés de la rédaction, laquelle ne serait imprimée que lorsqu'elle aurait eu l'approbation générale de la Faculté. On destinerait à la fondation d'un hôpital le produit de ce monument d'humanité, et ce produit serait immense. Peut-être, afin de payer un noble salaire aux docteurs étrangers qui auraient concouru à l'ouvrage, serait-il bon que cet hôpital fût uniquement destiné à de pauvres malades étrangers? Le Gouvernement de mon pays ne rejettera pas un projet qui s'accorde si bien avec sa bienfaisance et sa loyauté naturelles; loyauté qui ne tardera pas, j'espère, à nous relever de l'avilissement de la patente.

PREMIÈRE OBSERVATION.

Devoust, demeurant à l'hospice de Bicêtre, âgé de vingt-cinq ans, aveugle depuis douze ans, à la suite de la petite vérole, avec albugo, iris adhérente à la cornée, cataracte, oblitération de la pupille à la suite d'un staphylome, a recouvré dans ce cas compliqué et par mon procédé, auquel il a fallu joindre l'extraction du cristallin, assez de vue pour pouvoir aisément se conduire et distinguer, sans lunettes, les objets d'une médiocre grandeur, tels que des pièces de monnaie, etc. (Il voit mieux avec un verre lenticulaire.)

Je rapporte en abrégé cette observation, pour faire remarquer que les fibres de l'iris qui sont long-temps distendues et sans mouvement, semblent perdre leur faculté contractile, à-peu-près comme le tissu cutané soumis à une distension forcée et prolongée. Car, dans la première tentative que je fis pour rendre la vue à cet individu, je divisai très-bien en travers les fibres radiées; j'en fis même ensuite avec facilité un lambeau triangulaire, tronqué vers son sommet; mais la rétraction n'eût point lieu, et ce lambeau ne se roula point sur lui-même, comme M. Maunoir a eu l'occasion de le remarquer dans un cas où la pupille, quoique fort rétrécie, existait encore. Il demeura, au contraire, flasque; je l'éloignai en le repliant avec la pointe de l'instrument vers le ligament ciliaire, ce qui me permit alors de voir le cristallin opaque, sans que pour cela le jour fût beaucoup plus sensible au malade. Ayant d'abord l'intention d'abattre cette cataracte qui ne me paraissait point avoir d'adhérence avec l'iris, je voulus attendre la guérison de cette première opération; mais au bout de quelques jours, le lambeau fut réuni presque dans la même place, et on peut l'y apercevoir encore, quoiqu'il ait été détaché une seconde fois, pour extraire le cristallin, et renouveler la pupille qui s'oblitéra comme la première; circonstance qui me détermina à en ouvrir une nouvelle dans un autre endroit, en emportant un petit lambeau de l'iris, pour suppléer au manque de contraction de ses fibres, contraction qui n'eut pas même lieu dans la petite portion de la membrane qui fut laissée vers le ligament ciliaire, comme on peut s'en convaincre encore.

Chez Julien Rouvrais, au contraire, aveugle des Quinze-Vingts, que j'eus l'honneur de présenter il y a trois ans, à plusieurs sociétés de médecine de Paris, quoique je n'eûsse fait que diviser les fibres radiées en travers, et dans un espace très-étroit, elles s'écartèrent sur-le-champ, et finirent par disparaître entièrement quelque temps après, du côté du ligament ciliaire; c'est que cet individu n'était aveugle que depuis six ans, et que cette membrane, sans doute, n'ayant pas été fortement distendue, n'avait pas eu le temps non plus de perdre son ressort. En voyant la pupille de cet opéré, qui demeure toujours aux Quinze-Vingts, on serait disposé à croire qu'on a emporté un lambeau de l'iris, et même une partie des productions ciliaires; mais cet effet, qu'on pourrait attribuer à l'habileté de l'opérateur, est dû aux seuls efforts de la nature.

Les auteurs qui regardent l'iris comme étant formée par deux genres de fibres *motrices*, les unes radiées et les autres orbiculaires, donnent facilement l'explication des divers changements qui s'opèrent dans la pupille aux différents degrés de lumière; mais il s'en faut de beaucoup que la plupart des anatomistes adoptent leur opinion sur cette organisation, quoique les études et réflexions de Saint-Yves, de Janin et de M. Maunoir, dussent les y disposer. Ils nient au contraire l'existence des fibres orbiculaires. Dans quel esprit, en effet, peuvent-ils dire, la nature aurait-elle mis un grand nombre de fibres radiées, pour contrebalancer l'effort presque continuel que seraient obligées de faire un petit nombre de fibres orbiculaires, plus faibles, sans doute, à cause de la grande longueur qu'elles devraient avoir pour se prêter à des dilatations souvent fort étendues, puisque le simple rélâchement ou la simple contraction de cette membrane peut suffire à l'agrandissement ou au rétrécissement de la pupille, en ne supposant à son tissu qu'une faculté seulement élastique! On sera disposé à admettre cette élasticité, si l'on examine attentivement le tissu de l'iris, l'entrecroisement et la direction variée de ses fibres. En raisonnant par analogie, quoique les iris des chats n'offrent point de fibres radiées très-apparentes, les mouvements s'exercent pourtant de la même manière, quoique la pupille ait une forme différente. De plus, si les fibres radiées étaient musculaires ou avaient une faculté de contraction autre que l'élasticité, en les irritant, elles agrandiraient la pupille ou l'attireraient du moins de leur côté; mais le contraire a lieu; car, au moment où un agent les touche ou les coupe, même assez loin du contour de la pupille, celle-ci se rétrecit brusquement; et si l'on voit des iris exercer leurs mouvements, quoique la faculté d'apercevoir le jour soit anéantie, on doit peut-être l'attribuer à une certaine impression que la lumière fait à leur surface, à cause d'une sensibilité particulière en rapport avec les rayons lumineux; sensibilité qui, dans quelques cas, peut fort bien se conserver malgré la paralysie de la rétine. Qu'on fasse attention d'ailleurs, que pour déterminer la contraction d'un organe, il faut une cause excitante quelconque. Si la lumière a cette propriété sur les fibres orbiculaires, la privation de cette même lumière l'aurait-t-elle sur les fibres radiées? Voilà deux effets opposés dérivant d'une même cause; effets qui ne pourraient avoir lieu, si le même genre de faculté contractile était de même nature dans les deux genres de fibres. Certes, ces aperçus peuvent bien donner des doutes sur cette prétendue disposition anatomique des deux genres de fibres motrices, disposition difficile d'ailleurs à démontrer; mais pourquoi quelques-uns de ceux qui se piquent, à juste titre, de la plus grande exactitude en anatomie, attribuent-ils tous les changements de diamètre de la pupille au plus ou moins grand relâchement des fibres radiées? Ils pensent donc que le stimulant de la lumière donne lieu à un relâchement? Que l'application des narcotiques sur les yeux donne lieu à une contraction? Que la blessure de l'iris, qui détermine le resserrement subit de la pupille, donne lieu à un relâchement?

Si l'on veut, au contraire, expliquer les mouvements de l'iris d'après les idées de Haller, de Bichat, et d'autres physiologistes qui pensent que cette membrane est formée par un tissu spongieux érectile (1), il sera sans doute aisé à ceux qui admettront cette idée, de donner aussi la raison, à leur manière, des divers changements qui s'opèrent à un jour plus ou moins grand; mais pourra-t-on adopter leur opinion, si l'on voit deux pupilles, l'une naturelle et l'autre artificielle, existant dans la même cloison, se contracter en sens opposés (2)? Certes, si la pupille naturelle se res-

---

(1) Il n'y a pas un des élèves de Bichat qui ne puisse attester, s'il est de bonne foi, que lorsqu'il avait à nous décrire l'iris, les lèvres, le mamelon, etc., il ne cessait de nous faire faire les remarques les plus importantes sur cette espèce de tissu qu'on nomme spongieux érectile, que quelques anatomistes ont dit avoir été oublié par lui. Ce grand physiologiste ne se bornait pas à croire ce tissu seulemennt existant dans les seules parties où il pouvait le découvrir; mais sa féconde imagination, qu'il savait pourtant si admirablement soumettre à la vérité, le lui montrait répandu dans presque toutes les parties animales. Je me rappelle, à ce sujet, qu'il nous fit remarquer que les traces de la petite vérole étaient bien moins profondes dans certains moments que dans d'autres.

(2) Cette remarque est de la plus grande importance; car, si l'on doit pratiquer une pupille artificielle, la na-

serrait à cause de la présence d'un fluide quelconque dans le tissu de l'iris, il en devrait être ainsi de l'artificielle. Le contraire a lieu cependant, comme il a été facile de s'en convaincre, soit que la membrane ait été décolée du ligament ciliaire, soit que les fibres radiées aient été coupées en travers, qu'on en ait emporté un morceau ou non. Prétendrait-on que les cellules du tissu spongieux se sont oblitérées après ces sortes d'opérations? on répondrait alors par ce qui se passe à l'égard de l'amputation d'une partie des corps caverneux. En outre, une pupille artificielle, pratiquée lorsque la naturelle n'existe plus, n'éprouve aucun changement dans sa grandeur aux divers degrés de lumière. Le plus ou moins de clarté devrait pourtant également servir de stimulant et faire aborder le sang ou tout autre fluide dans le tissu qu'on suppose spongieux? Pourquoi donc, dans cette circonstance, l'ouverture artificielle ne

---

turelle existant, mais ne pouvant servir à cause d'un albugo, il faudra alors, surtout si l'on n'a pas emporté un lambeau de l'iris, avoir la précaution de ne pas laisser le malade dans une trop grande obscurité; autrement la pupille naturelle, venant à se dilater, favoriserait l'oblitération de l'autre, surtout si l'irritation qui suit l'opération était peu sensible, comme cela a presque toujours lieu par mon procédé.

change-t-elle pas de grandeur et de forme, du moins du côté qui répond au ligament et aux corps ciliaires? Les fibres radiées, ou ce qui paraît être des fibres ne devraient-elles pas s'allonger et entrer dans une espèce d'érection vers ce côté par l'invasion d'un fluide qui devrait se porter jusqu'à la cicatrice? Ce serait en vain qu'on voudrait attribuer cette immobilité à des adhérences contractées avec la membrane de l'humeur vitrée ou celle du cristallin; car un instant après l'opération, et par conséquent avant que l'union des parties ait eu le temps de se former, on remarque cette immobilité.

Il semble que d'autres explications pourraient encore être hasardées sur les mouvements d'une membrane peu connue dans son organisation. Mais quoique je sois convaincu qu'il faut attribuer à l'organisation contractile du contour de la pupille et à l'élasticité du reste de l'iris, tous les changements qui s'opèrent dans cette ouverture, je m'en abstiendrai; et d'après tous ces raisonnements, fruits d'une exacte observation et de réflexions soutenues, j'ose penser qu'on ne trouvera point étrange que je ne me décide pour aucun des systèmes connus sur l'organisation de l'iris et sur ses mouvements, jusqu'à ce que des données certaines viennent éclaircir mes doutes.

Je ne crains donc point de confesser ici mon insuffisance, et je me contenterai désormais, comme je l'ai fait jusqu'à ce moment, de mettre tous les systèmes à contribution, en choisissant dans chacun d'eux ce que l'observation m'aura montré de plus favorable au succès.

Depuis trois ans que Devoust fut opéré, j'ai encore eu l'occasion de me convaincre de l'importante vérité que j'ai énoncée, en faisant remarquer que les fibres radiées semblent seulement douées d'une faculté contractile tenant aux propriétés de tissu. Cette faculté contractile peut être plus ou moins prononcée et même entièrement perdue, si la distention a été trop forte et trop prolongée. Je l'ai très-bien remarqué sur le nommé Drouilly, devenu aveugle en naissant, et âgé de 19 ans, ainsi que sur le nommé Billard, âgé de 46 ans et aveugle depuis 39. Ces individus avaient eu comme Devoust des staphylomes qui avaient allongé les fibres de l'iris. De plus cette membrane peut perdre son ressort en prenant l'aspect et les caractères cartilagineux, et transmettre une teinte particulière à la cornée transparente, susceptible de faire porter un faux pronostic, si on l'examinait avec peu d'attention. J'ai rencontré ce cas sur le nommé Ramon-Rousseille, aveugle depuis 8 ans. Cette membrane était si dure, que j'éprouvai la plus grande difficulté pour la faire couper à l'instrument. Si la circonférence de la cornée avait diminué d'étendue, comme cela se voit quelquefois et que l'iris fut flasque, la simple division ne serait d'aucun avantage.

Je vous soumets avec quelque confiance, Messieurs, ces observations à qui je dois une partie de mes succès. Il est possible qu'elles ne soient point perdues pour les progrès de l'art. Je me flatte du moins qu'après les avoir méditées, on distinguera facilement le cas où il y a nécessité d'emporter un lambeau de l'iris de ceux où l'on doit se borner à diviser perpendiculairement les fibres de cette membrane, procédé moins difficile pour l'opérateur, et moins dangereux pour le malade.

SECONDE OBSERVATION.

M'étant trouvé, le 6 juillet 1815, à Orléans, où des affaires particulières m'avaient appelé, j'y rencontrai, par hasard, une pauvre femme aveugle, âgée de 75 ans, nommée Rose, logée dans le faubourg Saint-Vincent. Je jugeai à la seule inspection, pouvoir lui rendre la vue, et je m'empressai de l'interroger. Elle m'apprit qu'il y avait près de trois ans qu'on l'avait opérée aux deux yeux, de la cataracte, par extraction. Le gauche fut affecté sur-le-champ d'hémorragie, et se détruisit entièrement; le droit offrit bientôt une cataracte secondaire, ou du moins la pupille devint très-étroite, et s'oblitéra en laissant apercevoir, au centre, une petite tache un peu jaune, comme il arrive assez souvent dans ce cas.

M'étant convaincu que la malade distinguait, quoique faiblement, la nuit du jour, je l'assurai que j'espérais pouvoir la guérir, si elle voulait subir une opération peu douloureuse. Je la décidai et l'opérai tout de suite avec l'instrument que j'ai imaginé pour ce genre de maladie, et communiqué, il y a quatre ans, à la Société de médecine, mais que j'ai perfectionné depuis; de sorte qu'à mesure que les extrémités de lames s'écartent l'une de l'autre dans l'œil, la partie de l'instrument qui répond à l'incision de la cornée, devient plus étroite. Cette modification favorise singulièrement les mouvements en tout sens qu'on peut être obligé de faire pour agir avec la plus grande précision.

La cornée était saine; mais le centre de l'iris, par son aspect particulier, m'ayant fait présumer que quelque partie de la capsule cristalloïde pouvait bien être demeurée lors de l'opération de la cataracte, et être ramassée derrière la pupille oblitérée, comme ma pratique m'en avait déjà offert l'exemple, je me déterminai à faire une ouverture un peu au-dessous du centre de l'iris, au lieu d'agir sur la pupille, comme on peut le faire dans quelques cas, et comme j'ai eu occasion de le pratiquer avec le plus grand succès sur le nommé Léopold Petit, de Bicêtre, à qui j'ai établi deux pupilles artificielles, une sur chaque œil (1). La manière dont les paupières se tenaient écartées chez la femme Rose, ne me faisait point craindre que l'inférieure s'élevât assez pour couvrir l'ouverture que j'allais pratiquer, autrement je l'aurais faite dans un autre lieu.

Après avoir fait à la cornée une incision de haut en bas, et un peu de dehors en dedans, de deux lignes d'étendue, je pris de la main gauche mon instrument à ressort gradué convenablement, j'en dirigeai les pointes fermées vers la chambre antérieure et contre l'iris ; je cédai ensuite à l'effort du ressort, et les lames s'étant écartées, je fis pénétrer celle qui était le plus près de l'iris, à travers cette membrane, jusques dans la chambre postérieure ; lui ayant fait faire ensuite un court trajet derrière cette cloison, je

(1) Cet individu a pu reprendre son état de cordonnier après 15 ans de cécité.

la rapprochai de l'autre, et la pupille fut établie. Mais la malade ne vit point dans cet instant. J'en présumai d'abord la cause en apercevant le défaut de transparence d'une petite pellicule grisâtre, que je jugeai être la lame postérieure de la capsule cristalloïde.

Pour ne pas perdre le fruit de mon opération, je me déterminai à porter de nouveau l'instrument pour diviser la cataracte secondaire. Mais alors, la personne qui tenait la paupière supérieure, s'étant trouvée par l'effet d'un malaise, obligée de l'abandonner, je me levai sur-le-champ de mon siége, et prenant mon instrument de la main droite, je renversai la tête de la malade sur ma poitrine, écartant ensuite les paupières au moyen des doigts de la main gauche, je divisai la cataracte secondaire par un procédé semblable à celui que j'avais employé pour l'iris. Aussitôt la malade distingua les carreaux de la fenètre qui était en face; le sang qui coula de l'iris s'étant accumulé, offusqua bientôt cette pupille artificielle, mais de manière cependant, qu'elle fut la dernière couverte, car le sang, à mesure qu'il sépanchait, s'élevait sur toute la circonférence de la cornée, dans cette espèce d'écartement angulaire qu'elle forme avec l'iris, et qui avait diminué d'étendue par l'absence de l'humeur aqueuse. Le lendemain, le sang se trouva précipité au bas de la chambre antérieure dont il remplissait près de la moitié, le reste étant occupé par l'humeur aqueuse.

La malade ne donna aucun signe de souffrance; pansée aussi simplement que j'ai coutume de le faire dans ces cas, il ne survint aucune douleur; de sorte que cette pauvre femme ne garda que deux ou trois jours le lit, par prudence. Chaque matin, je m'apercevais avec surprise des progrès rapides de l'absorption qui diminuait sensiblement la quantité du sang épanché; mais la pupille s'en trouvait toujours offusquée, de manière que je n'avais la certitude d'avoir réussi, que par le jour plus vif et d'un rouge violet que la malade disait apercevoir. Au huitième ou neuvième jour, elle commença à distinguer, quoique faiblement, vers la partie la plus élevée de la pupille, les doigts qu'on plaçait entre son œil et la lumière. Bientôt la vue s'améliora; et maintenant elle est si parfaite, que cette pauvre femme, malgré son grand âge, peut facilement distinguer sans lunettes une épingle, du fil, etc.

TROISIÈME OBSERVATION.

Pierre Benoît, ancien postillon à Mussidan, département de la Dordogne, perdit la vue il y a onze ans, à la suite d'une suppression siphilitique; l'œil droit fut entièrement détruit, et le gauche tellement désorganisé, que les hommes de l'art qui furent alors consultés, jugèrent le malade sans espoir de guérison. Ils lui conseillèrent cependant de se rendre à Bordeaux, près d'un oculiste distingué, qui donna des soins pendant un an, mais sans aucun succès. Benoît se retira dans sa famille. Dans les quatre ou cinq années suivantes, il fit quatre voyages à Bordeaux, ce fut au dernier que l'oculiste annonça définitivement l'incurabilité.

Le malade ayant appris, vers la fin de février dernier, mon arrivée à Périgueux où plusieurs opérations avaient exigé ma présence, demanda une recommandation du maire de sa commune, et se fit conduire chez moi. L'œil gauche, le seul qui restait, était couvert d'une énorme cicatrice blanche, qui laissait à peine apercevoir une ligne de cornée lucide vers la partie supérieure; mais qui s'étendait un peu plus au long transversalement. L'espace était si étroit, l'iris tellement adhérente à la cornée, que je refusai d'abord de tenter l'opération. Voyant le chagrin de ce malheureux et ne voulant pas être soupçonné de mettre à prix mon humanité, je promis de faire tous mes efforts pour le guérir. Je l'opérai le 1er mars 1818 par le procédé que j'ai déjà fait connaitre à plusieurs sociétés de médecine; mais avec cette différence, qu'après avoir fait une ouverture d'environ deux lignes d'étendue, dans l'albugo, assez près de la partie lucide de la cornée, je *hachai*, si je puis me servir de cette expression, au moyen de mon instrument à ressort, la portion de l'iris qui repondait à la petite partie de cornée qui n'était pas désorganisée. Dans ces mouvements divers, il faut toujours s'abstenir de blesser la capsule du cristallin. Les incisions multipliées s'étendaient au ligament ciliaire, et tous les petits lambeaux se détachèrent assez facilement ensuite au moyen d'un hameçon très-délié qui les retira hors de l'œil les uns après les autres. Le malade ne témoigna aucune douleur, et je suis bien certain que si je n'avais pas *haché* les fibres de l'iris, et que j'eusse voulu les détacher du ligament ciliaire, sans ces incisions préliminaires, il en aurait éprouvé beaucoup, car ces sortes de décolements donnent ordinairement lieu à une inflammation assez forte que je n'ai vu survenir qu'une fois en me servant de mon procédé; encore eus-je des raisons, dans cette circonstance, pour accuser l'imprudence du malade. Il devenait indispensable dans ce cas d'ôter tous les fibres de l'iris que la désorganisation avait épargnées. L'espace était si étroit qu'il falfait gagner en longueur ce qu'il était impossible d'avoir en largeur. Comme il s'épancha un peu de sang qui obscurcit la pupille que j'avais établie, je le fis sortir par l'incision pratiquée dans l'albugo, en comprimant très-légèrement le globe de l'œil à plusieurs reprises, après avoir laissé reposer quelques moments le malade. L'expérience m'a démontré que cette manœuvre qui parait téméraire, faite avec prudence, n'est point nuisible; au contraire, elle fait jouir plus tôt du fruit de l'opération, et il sera toujours prudent de l'exercer, s'il s'épanche du sang, lorsqu'il n'aura été nécessaire que de pratiquer la simple incision du tissu de l'iris; car je crois avoir observé que le séjour de ce liquide organique, vers les bords de l'incision, loin d'agir en forme de coin pour les écarter, peut donner lieu à la réunion ou du moins la faciliter, malgré l'espèce de véhicule que lui offre l'humeur aqueuse. Le malade sentit l'impression d'une vive lumière et le cristallin, que j'avais cherché à ménager, me parut lucide.

Il ne survint aucune douleur et l'inflammation fut à peine sensible. Le malade ne garda que deux jours le lit, et au huitième il put distinguer d'assez petits objets, tels qu'une montre; son côté doré et celui où était la glace, la chaîne, une petite bouteille, etc.; au 15me jour, il fut présenté aux autorités locales de Périgueux, chez lesquelles il se rendit sans conducteur, et pouvant distinguer jusqu'aux grosses pièces de monnoie, etc.; au 25e jour, ayant éte appelé à Mussidan, petite ville qu'habite le malade, je remarquai avec une grande satisfaction que la vue s'était perfectionnée, et je pus me convaincre que j'avais assuré la guérison d'un père de famille incapable auparavant de gagner sa vie depuis un grand nombre d'années. J'en ai eu la certitude il y a un mois par une lettre du secrétaire de la Mairie qui m'annonce le résultat des opérations que j'ai pratiquées dans sa ville.

Il parait qu'en détachant l'iris du ligament ciliaire les prolongements du même nom se retirent et s'effacent du bord du cristallin, et donnent par là plus de facilité aux rayons lumineux, pour parvenir à la rétine. Cette observation, bien digne d'attention; que je n'ai cependant point encore pu vérifier sur le cadavre, sera utile, si elle est vraie, à un grand nombre d'aveugles chez lesquels il serait superflu de tenter l'opération sans cette circonstance importante. Car dans aucun cas il ne serait facile, ni peut-être possible, par aucun procédé, surtout avec les instruments ordinaires; d'aller soulever avec quelque espoir de succès, ces prolongements ciliaires avec une pince ou un crochet pour les emporter ensuite avec des ciseaux, et à plus forte raison, si la cornée ne présentoit de lucide qu'une ligne d'étendue. Et même, si l'on parvenait jamais à faire une opération semblable, il serait impossible qu'il pût rester la moindre trace des fibres radiées vers le ligament ciliaire (1).

Je laisse au temps, à mes succès, et à mes anciens maîtres, le soin de fixer le rang que doit tenir un procédé qui, dans si peu d'années, et à l'aurore de ma réputation, a été gratuitement utile à tant de malheureux.

OBSERVATION DE KERATONYXIS.

Il est des cas où cette méthode est préférable à l'extraction et à la dépression. Il s'agit de distinguer la nature des cataractes. Quelques chirurgiens croient à cette possibilité, d'autres la nient. Pour moi je suis convaincu qu'en général on peut faire ces distinctions. On évitera par là cette routine des méthodes exclusives, toujours ennemie de la science. Si l'extraction a des avantages pour les cataractes dures, elle est plus dangereuse que la keratonyxis pour celles qui sont fluides. Les cataractes membraneuses doivent être traitées par un procédé particulier, ce qui fera le sujet d'un autre mémoire.

---

(1) Cette seule particularité ferait juger de la fidélité de l'observation.

Pierre-Nicolas Letuireau, scrophuleux et sourd, demeurant à l'hospice de Bicêtre, fut opéré dans un des hôpitaux de Paris, il y a cinq ans, d'une cataracte qu'il portait sur l'œil droit depuis deux années. L'opération pratiquée par extraction donna lieu aux plus vives douleurs. Le malade fut obligé de garder le lit deux mois de suite, les rideaux toujours fermés à cause des souffrances horribles qu'il éprouvait; quinze ou vingt jours après ces deux mois écoulés, on pratiqua une nouvelle incision pour extraire une partie du cristallin ou de sa capsule qui était demeurée dans la première opération. Le malade garda le lit quinze jours encore et enfin après six mois de séjour dans l'hôpital, Letuireau put sortir et commencer à se conduire, quoique voyant très-imparfaitement. La pupille de ce côté, petite et déformée, à cause de l'adhérence de l'iris, à la cicatrice de la cornée, jouit de quelques légers mouvements dans sa partie supérieure. Quant à la partie inférieure, elle est cachée par une tache résultant de l'incision qui fut pratiquée pour l'extraction de la cataracte, incision qui se voit assez éloignée de la sclérotique.

Ce malade se présenta chez moi le 16 avril 1815.

L'œil gauche offrait une cataracte qui ayant quelques légères adhérences à la partie postérieure de l'iris, ou touchant du moins cette membrane, ne permettait pas à la pupille de se contracter et de se dilater aisément, ni très-également. De plus, on pouvait présumer que le nerf optique avait perdu de sa force sensitive, par le peu d'impression que l'ombre des corps faisait sur lui. Je jugeai la cataracte d'une consistance mixte, et je me décidai à pratiquer l'opération, après avoir laissé reposer le malade pendant deux heures. D'après ce pronostic sur la nature de la cataracte, je crus devoir me servir de la keratonyxis pour l'opérer, méthode que je tiens de l'inventeur (1), le docteur Buchhornn, de Magdebourg. Il y a à peu près six ans que j'eus l'honneur de faire connaître à la Société de l'École de médecine, le procédé de cet habile docteur, trop tôt ravi à la science, à qui l'on pouvait cependant adresser le même reproche qu'à presque tous ceux qui opèrent la cataracte; c'est-à-dire, d'être trop passionné pour la méthode qu'il avait adoptée, au lieu de chercher à fixer l'attention sur les cas où l'extraction, la dépression où la keratonyxis conviennent le mieux.

La cornée transparente fut traversée par l'ai-

(1) Je n'ignore pas que d'autres avant lui avaient opéré des cataractes, en introduisant l'aiguille par la cornée transparente; mais ils agissaient d'après d'autres principes.

guille. J'en portai la pointe vers la partie supérieure de la cataracte, pour pouvoir mieux la détacher. La capsule étant divisée et ses lambeaux mêlés avec les parties les moins grossières du cristallin, j'enfonçai le noyau de ce dernier dans le fonds, et un peu sur le côté de la chambre postérieure. L'opération fut assez prompte et pratiquée sans douleur. Je fis ensuite un pansement léger et j'abandonnai à l'absorption le reste de la cure. Le malade fut conduit quelques moments après à Bicêtre. Il fit la route à pied, dormit parfaitement la nuit, et n'a pas plus souffert de l'opération ensuite que s'il n'en avait point subie. Il sortit de l'infirmerie parfaitement guéri au bout de dix-sept jours. Il y était entré seulement par précaution, et n'eut pas besoin de garder le lit plus qu'à son ordinaire.

L'organe se fortifia insensiblement au point qu'un an après, il servait seul à la vision sans le secours de lunettes. Plus tard je rencontrai par hasard ce malade chez M. Boudet, pharmacien distingué de la capitale. La pupille était parfaitement noire et belle, et jouissait de légers mouvements; il était impossible de distinguer sur la cornée l'endroit qu'avait traversé l'instrument.

EXTRAIT

Du Rapport fait à l'Institut de France, Académie des Sciences.

Le Secrétaire perpétuel de l'Académie pour les Sciences naturelles, certifie que ce qui suit est extrait du procès-verbal de la séance du lundi 26 avril 1819 :

L'Académie nous chargea, dans sa séance du 19 octobre dernier, de lui rendre compte du mémoire qui venait d'y être lu par le docteur Faure, sous le titre suivant : *Observations sur l'iris, sur les pupilles artificielles, et sur la kératonyxis, ou nouvelle manière d'opérer la cataracte.*

Nous eussions rempli plus tôt cette tâche, sans le désir que nous avions de vérifier plusieurs faits avancés dans cet écrit, et d'éclaircir quelques propositions qu'on y trouve également. Nous nous sommes intuitivement assurés de la guérison des individus opérés par M. Faure, et nous avons pu reconnaître les traces du mode opératoire auquel il a eu recours sur chacun d'eux, selon la diversité des altérations que présentaient leurs yeux privés de la lumière depuis plus ou moins d'années. Ces cures sont très-belles, et en même-temps qu'elles font honneur au talent de M. Faure, elles lui présagent d'autres succès également propres à étendre et à justifier sa réputation; mais il ne nous a pas été aussi facile de nous convaincre de la réalité de ce que l'auteur avance, ou du moins fait pressentir sur l'organisation de l'iris, quelques recherches, quelques expériences que nous ayons pu faire sur ce point d'anatomie, depuis si long-temps en question, et ne devant pas encore de sitôt cesser d'être problématique (1).

. . . .

L'opération de la pupille artificielle dont M. Faure a eu l'honneur de vous entretenir, a été depuis vingt-cinq ans l'objet d'une émulation singulière parmi les gens de l'art; et grâces à leurs efforts réunis et à la variété des procédés de leur invention, cette opération laisse peu de chose à désirer.

Il y a trois manières d'ouvrir une pupille artificielle, l'incision, *iridotomie*, l'excision, *iridectomie*, et le décollement, *iridodialysis*. M. Faure a recours tantôt à l'une, tantôt à l'autre, selon

---

(1) Je prie les hommes de l'art de vouloir bien méditer de nouveau les pages 9 et suivantes; tout est fondé sur la plus fidèle observation.

les indications que présente l'état de l'œil. Il a imaginé un instrument propre à les remplir toutes, et il faut bien que sa pratique soit rationnelle, éclairée et heureuse, puisqu'elle a reçu les suffrages de MM. Boyer et Demours, qui l'ont citée avec éloge dans les savants ouvrages qu'ils viennent de publier.

Cheselden ne connut que l'incision; il coupa en travers une partie de l'iris, et y fit une ouverture qui dura cette fois, et peut-être cette seule fois, car Sharp et ceux qui dans la suite opérèrent de cette manière, eurent le chagrin de la voir se fermer. M. Faure a fait une observation précieuse, puisée dans sa propre expérience, et qui est toute entière à lui: c'est que dans le cas où la pupille naturelle existant, mais ne pouvant servir à cause d'un albugo, on en aurait ouvert une par la simple incision, il ne faudrait pas laisser le malade dans une trop grande obscurité, autrement la pupille naturelle venant à se dilater, l'oblitération de l'autre en serait l'inévitable suite. Le grave inconvénient de la prompte occlusion ou cicatrisation de la pupille artificielle faite par incision, fit penser à Wenzel, père, qu'on y obvierait en emportant une petite portion de l'iris incisée, et cette lumineuse idée, généralement adoptée, constitue la méthode par excision. C'est pour celle-ci qu'on a inventé tant d'instruments, indépendamment des ciseaux de Daviel, auxquels se bornèrent toujours Wensel et Guerin, et se bornent encore MM. Beer (de Vienne) et Demours; et que MM. Montain (de Lyon), Assalini, Grœff (de Berlin), Vagner, ont imaginé ceux qui portent leur nom. M. Faure en a un aussi qui lui est propre et dont les journaux ont avantageusement parlé dans le temps. Avec l'un ou l'autre de ces instruments, on enlève ou les angles de l'incision cruciale, ou le petit lambeau de l'incision triangulaire qu'on a faite à l'iris, ce qui y établit un *hiatus* qui ne s'efface plus.

On avait espéré que si l'incision de l'iris avait un peu d'étendue, ses bords venant à s'éloigner par l'effet d'une rétractilité qui est encore douteuse, elle resterait assez béante pour dispenser de l'excision. On en citait quelques exemples, et M. Maunoir avait vu le lambeau résultant d'une incision en V, se recoquiller vers sa base, et produire une ouverture durable; mais on a depuis éprouvé combien peu il fallait compter sur cet événement, et à cet égard, M. Faure fait les réflexions les plus judicieuses. Il croit avoir remarqué que la pupille naturelle se dilate et se resserre par la contractilité dont est doué son bord circulaire dans l'homme, et longitudinal dans les chats, et que si la pupille artificielle est immobile, c'est que cette contractilité manque au pourtour de son ouverture. M. Maunoir avait déjà énoncé cette hypothèse originairement due à l'oculiste Janin, dans un mémoire lu il y a quelques années à l'Institut. Ainsi M. Faure n'a fait que la répéter; et en la reproduisant, il a eu la modestie d'avouer que s'il mettait ainsi à contribution les systèmes, c'était pour choisir ce que l'observation y montrait de plus favorable au succès.

Au reste, il a bien reconnu que la contractilité ou rétractibilité ou l'élasticité de l'iris peut s'anéantir, si cette membrane a souffert une distention trop prolongée, comme il est arrivé chez trois ou quatre aveugles de naissance ou privés de la vue depuis trente ans et plus, lesquels avaient eu en même temps un staphilome. Dans ces sujets, l'iris avait même acquis une consistance et un état d'indolence tels que sa simple incision eût été insuffisante, et qu'il fallut y pratiquer un vrai pertuis, comme on en eût pu faire avec un emporte-pièce.

La troisième manière de faire une pupille artificielle, consiste à décoller une portion de l'iris des replis ciliaires correspondants, et à détruire les petits tendons ou filets choroïdiens qui unissent l'une aux autres. La première idée de cette opération est due au professeur Scarpa, l'un de nos associés étrangers les plus distingués, et nous sommes forcés de dire que tout ingénieuse, toute simple qu'elle paraisse, elle n'a guère encore réussi qu'entre les mains de son auteur. M. Faure a parfaitement apprécié les dangers et les avantages de cette méthode, et pour profiter de ceux-ci, en évitant les autres, il a imaginé de hacher, en quelque façon, les fibres de l'iris, au lieu de les décoller d'emblée, et d'en extraire peu à peu les petits débris et les fragments, avec un crochet extrêmement délié. C'est à cette industrieuse modification, qu'un père de famille de Mussidan, jugé incurable, après avoir subi vainement plusieurs opérations, a dû l'inestimable bienfait de revoir la lumière.

M. Faure termine son mémoire en rapportant le procédé opératoire du docteur Buchorn, de Magdebourg, lequel la nomme *keratonyxis*, et qui consiste, pour broyer ou abaisser la cataracte, à faire pénétrer l'aiguille par la cornée transparente, au lieu de l'introduire par la sclérotique, comme on avait fait presque partout avant lui. M. Faure semble incliner en faveur de ce procédé (1), qu'il a mis en usage avec une entière réussite sur plusieurs aveugles, et entre autres sur le nommé Létuireau, sujet scrophuleux, sourd, privé de la vue depuis plusieurs années, et l'un des pauvres de Bicêtre.

Vos commissaires applaudissant au zèle, à l'habileté et à l'esprit inventif de M. Faure, estiment que pour exciter de plus en plus l'émulation de ce jeune docteur et lui donner une honorable marque de bienveillance, l'Académie doit lui permettre d'assister à ses séances.

Signé Pelletan, Duméril, Percy, *rapporteur.*

L'Académie approuve le rapport, et en adopte les conclusions.

Certifié conforme à l'original.

Le Secrétaire perpétuel, conseiller d'État, Chevalier de l'Ordre royal de la Légion-d'Honneur,

Signé G. CUVIER.

---

(1) Lorsque la cataracte est fluide, ou approche de la fluidité. (Faure.)

OBSERVATION

SUR UNE

PUPILLE ARTIFICIELLE.

(Extrait du Journal général de Médecine.)

Messieurs, il y a près d'un an que j'adressai à la Société de l'École de médecine, dont je suis correspondant, deux observations de cataractes heureusement opérées dans des circonstances rares et difficiles. Je viens aussi vous en faire hommage. J'y avais joint le dessin d'un instrument de mon invention, propre à plusieurs procédés opératoires, applicables aux organes de la vue, et surtout à former avec beaucoup de sûreté les pupilles artificielles. Le cas de ce genre, dont je me borne à vous entretenir aujourd'hui, et que j'ai rencontré à Paris, est celui d'un albugo considérable, avec adhérence de l'iris à la partie postérieure de la cornée. La tache opaque, très-défavorablement située pour la réussite de l'opération, occupe précisémement, comme vous pouvez l'observer chez la malade même que j'ai l'honneur de vous présenter, le centre de la cornée, et s'étend au loin vers la circonférence. Quoique l'observation dont je vais vous entretenir, ait déjà été lue à la Société des professeurs de la Faculté, j'ai dû penser que la même communication faite auprès de vous, Messieurs, en y joignant quelques nouvelles réflexions, vous serait également agréable.

Julien Rouvrais, âgé de 29 ans, et aveugle depuis six, à la suite, m'a-t-on dit, d'une ophtalmie psorique, passait près la rue Dauphine, conduit par un enfant, lorsque je le rencontrai, le 24 du mois de décembre 1813, à l'heure de midi : je fus curieux de juger de son infirmité. J'aperçus l'œil gauche absolument désorganisé; mais l'œil droit me parut propre à obtenir une pupille artificielle avec l'instrument que j'ai imaginé : ainsi, d'après le consentement du malade, je l'amenai de suite chez moi, et je l'opérai à l'heure même, assisté de mon compatriote, le docteur Taillefery, que je priai de vouloir bien tenir l'œil du malade; ce qu'il fit avec beaucoup d'adresse et de bonté.

En faisant d'abord, avec un cératotome, une petite incision de haut en bas dans la partie avancée de la cornée qui coïncidait avec l'albugo, j'ai eu pour motif que la cicatrice qui pourrait en résulter, ne diminuât pas la portion transparente, de peu d'étendue, au côté externe de laquelle j'aurais pu faire mon incision, à l'exemple d'autres praticiens. J'introduisis ensuite, de bas en haut, après l'avoir gradué et fermé, mon instrument, qui devait couper les fibres de l'iris Lorsqu'il fut arrivé à la partie antérieure et inférieure de la portion visible de cette membrane, je le laissai ouvrir, et je fis pénétrer une des lames jusque dans la chambre postérieure, tandis que l'autre restait dans la chambre antérieure, presque entièrement effacée. Je pris la précaution de le tenir de manière à ne pas blesser la capsule du cristallin.

La portion apparente de l'iris, que je voulais diviser de bas en haut dans toute son étendue, se trouvant comprise entre les deux lames, je fis facilement l'incision que je désirais, en refermant l'instrument, qui me servit ensuite à écarter les lèvres de la petite plaie. Au reste, si l'on se repose sur la contractilité de l'iris, on peut croire que la plaie pouvait être abandonnée à elle-même, sans y faire aucune dilatation mécanique ; et j'ai jugé moi-même que ce procédé était plus prudent qu'indispensable dans ce cas.

Le malade éprouva fort peu de douleur, et put distinguer à l'instant plusieurs objets. L'opération fut prompte, le pansement léger, et il ne survint de douleur qu'après que Rouvrais fut de retour aux Quinze-Vingts ; encore elle ne fut pas forte, et ne dura que trois quarts d'heure. Le lendemain, le malade, peut-être trop impatient, se mit à exercer sa vue sur plusieurs objets. Son œil s'est amélioré de jour en jour ; et maintenant, depuis cinq mois qu'il a été opéré, sa vue a toujours été en s'améliorant ; le malade peut parfaitement se conduire sans guide, et connaître sans lunettes de très-petits objets. J'ai cru devoir laisser fortifier l'organe le plus possible avant de prescrire l'usage d'un verre lenticulaire, indispensable pour suppléer au défaut d'épaisseur, de convexité et d'étendue dont manquent à la fois le cristallin, la cornée transparente et la chambre antérieure, à l'endroit que traversent les rayons lumineux (1).

Cette pupille ne jouit d'aucun mouvement sensible aux différents degrés de lumière, parce que toute l'ancienne pupille est adhérente au centre de l'albugo ; autrement on verrait l'ouverture artificielle de l'iris jouir

(1) La vue est si bonne, qu'il n'a pas besoin de lunettes.

de mouvements opposés à ceux qui se passeraient dans la pupille naturelle; ce qui est confirmé par nombre d'observations.

Je terminerai, Messieurs, par m'expliquer ici à l'égard des pupilles artificielles, comme je le fis, il y a déjà quelque temps, à l'égard des cataractes, sans pourtant jamais prétendre m'ériger en maître. Je pense qu'on aurait tort de vouloir adopter une seule manière d'opérer dans tous les cas de pupilles artificielles. Les procédés, au contraire, doivent être multipliés et diversifiés. Le mien, ainsi que celui de M. Maunoir, se rapportant à la méthode de Janin, et à ses idées sur l'organisation de l'iris, offriront de grands avantages dans plusieurs cas difficiles. Celui dont M. Demours s'est servi pour le nommé Sauvages (1), et qui se rapporte, ainsi que celui de M. Forlenze, à la méthode du célèbre baron de Winzel pére, sera préférable dans quelques autres; et enfin la méthode du célèbre Scarpa (2), pourra être préférée par plusieurs personnes dans quelques-uns des mêmes cas. N'oublions pas surtout que les premiers essais de génie, sur ce genre d'opération, sont dus à Cheselden. Ne doutons pas non plus que le succès n'ait bien couronné sa première tentative; car de ce que les différents essais que Sharp, Janin et quelques autres ont fait de sa manière d'opérer, n'ont pas été suivis de résultats fort heureux, et de ce qu'on n'a pas trouvé de Cheselden des observations très-détaillées, je ne vois point que ce soit une raison suffisante pour nier qu'il ait lui-même pratiqué heureusrmeut cette opération, et diminuer

---

(1) Voy. *Recueil périod.*, tom. 8, pag. 321-350.
(2) Même *Recueil*, tom. 28, pag. 314-315.

ainsi de la réputation d'un homme à qui nous devons, de quelque manière qu'il en soit, une si belle découverte : découverte qui, peut-être, aurait été ensevelie long-temps dans l'oubli, si le succès n'eût pas répondu à l'espoir du chirurgien dans la première opération qu'il pratiqua. En y réfléchissant bien, on verrait qu'il n'est pas impossible de réussir dans quelques cas, en se comportant comme Morand dit le lui avoir vu faire : tout dépendrait seulement du lieu où l'on ferait la division des fibres de l'iris; et sans doute que son intelligence, ou des essais plus ou moins multipliés, le lui apprirent. Les deux dessins de pupilles artificielles, que nous a transmis Heister, qui sans doute, comme il le dit, les fit extraire et copier d'un appendice joint à la 4e édition du *Traité d'anatomie*, du célèbre chirurgien anglais, semblent confirmer notre opinion. Nous ne tairons cependant point que plusieurs raisons importantes nous empêcheraient maintenant de nous servir de cette méthode, sans prétendre la rejeter.

J'ai bien aussi imaginé un moyen qui rend très-facile le décollement de l'iris ; mais comme l'ouverture, ainsi pratiquée, est sujette à perdre de son diamètre, ce que je crois dépendre de ce qu'on ne divise pas assez la membrane de l'humeur aqueuse, j'avoue que je ne lui donne pas la préférence. Je pourrais démontrer sur le cadavre, que quoique l'iris soit détaché du cercle ciliaire dans une certaine étendue, une membrane offusquera cette pupille artificielle, qui deviendra fort noire, au moment où l'on coupera ou déchirera cette même membrane, laquelle pourtant pourrait bien ne pas être celle de l'humeur aqueuse. Ce sera la matière d'expériences nouvelles, d'après les judicieuses réflexions que je tiens de M. Ribes à ce sujet (1). Sur toute les précautions opératoires, de même que sur d'autres considérations théoriques et pratiques, concernant les pupilles artificielles, je me propose ultérieurement d'entretenir la Société, dès que j'aurai, par un rapprochement plus exact, réuni les faits déjà publiés dans son journal et ailleurs; sans omettre les recherches de M. le docteur Assalini, avec lequel j'ai dû me rencontrer sur quelques points, ayant puisé aux mêmes sources; mon plan de travail devant avoir pour but essentiel de balancer le choix des divers instruments déjà connus, et d'en perfectionner la construction et l'application : c'est aussi ce que j'ai dû avoir en vue dès mes premiers essais.

Extrait du rapport fait à la Société de médecine, par M. Roussille-Chamseru, *au nom d'une Commission, séance du 7 juin* 1814.

. . . .

Le fait que M. Faure a mis sous les yeux de la Société, et que chaque membre s'est empressé d'examiner, offre une particularité qui décèle l'intelligence et le génie de l'oculiste. Afin d'économiser, en quelque sorte, la portion lucide de cornée, dont il avait à former et à soulever un segment, pour atteindre et perforer l'uvée, il a préféré de faire l'incision sur le bord de l'albugo, avec lequel s'est trouvée de suite confondue l'opacité de la cicatrice. Il importait pour le libre trajet de la lumière par la nouvelle pupille, que le limbe de la cornée restât intact, et

(1) Je me suis convaincu que l'iris peut être détachée dans une petite étendue sans que la membrane de l'humeur aqueuse soit déchirée.

que la transparence n'en fût nullement altérée. Le contraire aurait eu lieu inévitablement, si l'ouverture du segment, et la cicatrice qui serait provenue, eussent eu leur direction parallèle au disque de la sclérotique.

Nous désirons beaucoup que la Société jouisse de la correspondance de M. Faure, et nous nous reposons sur l'engagement qu'il a pris de communiquer à cette Compagnie toutes les recherches historiques qui peuvent éclaircir la doctrine d'une opération qu'il a si heureusement exécutée.

N. B. Julien Rouvrais, depuis sa guérison, s'est marié, et demeure toujours aux Quinze-Vingts. Sa vue a pris plus de perfection. Il voit maintenant les objets en face, tandis que dans les premiers temps, il ne les voyait que sur le côté ou en tournant la tête.

Paris, le 17 *juillet* 1819.

OBSERVATION

Sur l'apparition et disparition du cristallin dans la chambre antérieure, seize ou dix-sept ans après un coup de baguette qui avait pénétré l'œil par la sclérotique.

COPIE D'UNE LETTRE

Écrite par le malade, Docteur en Médecine à Simmern, département de Rhin-et-Moselle, à M. Faure, *Docteur-Médecin-Oculiste.* (Traduite de l'allemand.)

Simmern, le 28 août 1812.

« Mon cher ami,

« J'ai appris enfin, par la vôtre du 12 du courant, « pour ma plus grande satisfaction, votre séjour. Je suis « bien aise de pouvoir vous remercier encore une fois. « Vous m'avez rendu la jouissance de ma chère vue ; je « me souviendrai toute ma vie d'un homme dont la main « m'a fait cette amitié. Voici une petite histoire de la « maladie.

« Il y a dix-huit ans qu'on me frappa sur le nez avec « un petit bâton rond ; la pointe glissa sur l'œil gauche « et le pénétra. On aperçoit encore la trace de la bles-

« sure dans l'angle interne sur l'albuginée. Dans le « même moment, je tombai évanoui et ne repris mes « sens que trois heures après. Mon œil se ferma par une « enflure considérable, au point qu'on ne put le dé- « couvrir que six semaines après; mais je n'en voyais plus « quoiqu'il ne parut aucun changement à sa forme, si- « non la blessure de l'albuginée et une déchirure de « l'iris, vers l'angle interne et inférieurement. En vain « je consultai presque tous les médecins de Mayence, « de Mannheim, de Wurzbourg, de Heydelberg, de « Jéna et de Strasbourg, ils ne purent point me rendre « la vue. Je ne souffrais que l'incommodité de ne point « voir de ce côté. A peine pouvait-on s'apercevoir d'aucun « changement dans la forme de l'organe, excepté pourtant « quand je ne me portais pas bien, ou que j'étais sou- « mis à l'effet de quelque cause affaiblissante, ce qui fai- « sait que la pupille s'élargissait vers l'autre œil. Tout « resta dans cet état jusqu'au printemps de l'année « passée, j'avais long-temps et continuellement monté à « cheval et bien peu dormi. Je m'aperçus, en m'habil- « lant, d'une grande tache blanche sur mon œil. Le « cristallin avait entré dans la chambre antérieure, et « s'était placé contre la cornée, sans que j'en eusse éprouvé « la moindre douleur. Je ne l'aurais pas aperçu, sans « le miroir qui me servit en m'habillant; après une de- « mi-heure, ce corps se retira, et mon œil revint dans « sa forme précédente. Pendant quatorze jours le cris- « tallin se présenta et se retira souvent jusqu'à ce qu'en- « fin il resta posé contre la cornée (1). Alors mes yeux

(1) On peut se demander dans quelle partie de l'œil se retirait le cristallin, puisqu'on ne l'apercevait plus lorsqu'il quittait la

« commencèrent à s'enflammer et à devenir de plus en « plus douloureux. Ce qui me gênait davantage, c'était « une sensation qui me semblait annoncer l'effort que « faisait une petite boule pour percer la cornée. Un bril- « lant clair du soleil me fatiguait aussi beaucoup, ainsi « que le changement de température que j'éprouvais « en passant d'un endroit froid dans une chambre échauf- « fée. A la fin, je ne pouvais presque plus monter à che- « val; chaque secousse augmentait la sensation doulou- « reuse qu'occasionnait cette petite boule. Au clair du « soleil, je ne pouvais aller qu'en voiture couverte ou les « yeux fermés. Par tout cela, et par l'inflammation con- « tinuelle, mon œil sain commença aussi d'être très-sen- « sible à la lumière. »

« Je consultai plusieurs médecins opérants; presque « tous protestèrent contre l'opération, jusqu'à la fin,

---

chambre antérieure, ce qu'on aurait cependant fait s'il eût occupé sa position naturelle; car il était opaque. Se plongeait-il au fond de la chambre postérieure par son propre poids que la nature de sa substance dégénérée semblait devoir augmenter? L'humeur vitrée, quoique n'étant pas sortie au moment de l'opération que je pratiquai, était-elle plus fluide qu'à l'ordinaire, ce qui aurait permis au corps lenticulaire d'occuper d'autres lieux? Enfin la baguette qui pénétra l'organe aurait-elle opéré une espèce d'abaissement du cristallin avec sa membrane, qui se serait relevé par la suite, et aurait conservé sa facilité de se loger dans le même endroit? Janin rapporte qu'un cristallin déprimé avec sa membrane se releva six ans après.

Il est rapporté dans les Mémoires de l'Académie royale des Sciences une observation de M. Mery. d'un cristallin *plâtreux* qui, n'étant pas arrêté dans sa place, passait et repassait par le trou de la pupille, ce qui occasionnait des douleurs insupportables toutes les fois qu'il se trouvait dans la chambre antérieure.

« qu'engagé par M. Wegeler, à qui je serai éternelle-
« ment obligé, je fus heureusement opéré à Coblentz,
« le 25 juillet par M. Faure. Le 3 août, je retournai chez
« moi, et tous les jours je fis de petits voyages, d'abord
« dans une voiture, mais après huit jours à cheval, et
« au 17 août, je fis douze lieues de cette manière dans
« un brillant clair de soleil, sans aucune incommodité.
« L'inflammation qui durait depuis 18 mois, est presque
« entièrement dissipée. »

Lorsque le professeur Wegeler me conduisit son ami pour avoir mon avis, je trouvai les deux yeux rouges, surtout le gauche, qui offrait un aspect fort désagréable, par une large tache d'un blanc jaunâtre, formée par la présence du cristallin dans la chambre antérieure, dont il ne remplissait pourtant pas toute la circonférence, quoique ayant l'air d'être un peu applati contre la cornée. L'organe était douloureux, et cet état semblait augmenter par la constitution du malade, qui quoique très-forte, n'en est pas moins irritable. Une déchirure, divisant entièrement l'iris de sa circonférence à la pupille, était dirigée un peu obliquement en bas et en dedans, moins large dans cette partie que vers le bord libre. On distinguait fort bien que le cristallin était enveloppé de sa capsule et engagé dans la pupille; il avait l'air d'être comprimé dans son milieu et de former une espèce de petite calebasse, ce qu'on découvrait par la déchirure dont on a déjà parlé; car ce corps lenticulaire ne s'était point étendu de ce côté, malgré l'espèce de compression qu'il *semblait* éprouver dans sa plus grande circonférence, par les fibres orbiculaires déchirées de l'iris. Le globe de l'œil était plus mou que l'autre, et offrait à quelques lignes de la cornée un petit enfoncement par où avait entré autrefois l'extrémité de la baguette. Cette accident arriva en s'amusant à faire des armes.

Je ne balançai point à proposer l'opération comme un sûr moyen de faire cesser tout accident, car l'on ne pouvait pas espérer que l'absorption du cristallin se ferait tandis qu'il serait enveloppé de sa membrane, et l'autre œil, à la fin, pouvait courir de grands dangers. Mon avis se rapportait parfaitement à celui du docteur Wegeler; l'extraction me parut le plus sûr moyen pour guérir. Cependant voyant que le docteur Rothenberge avait une grande répugnance d'être opéré de cette manière, je lui dis que s'il le voulait, je me contenterais de diviser convenablement la capsule cristalloïde, et que nous abandonnerions le reste de la cure à l'absorption; cela fut ainsi arrêté.

Je réfléchis beaucoup sur cette opération qui ne me paraissait plus aussi simple que je l'avais cru d'abord; car la keratonyxis que j'allais pratiquer sur un œil enflammé et douloureux, devait avoir des suites plus dangereuses que dans tout autre cas, et songeant d'ailleurs, que la capsule devait être très-dure par l'aspect qu'elle avait et par une observation que je connaissais, ce qui m'empêcherait de bien la diviser en plusieurs lambeaux, je ne fus plus disposé à me servir de ce moyen, qui à la fin aurait pu manquer son effet. D'un autre côté, trouvant l'œil plus mou que l'autre et voyant l'iris déchirée, et de plus le cristallin, quoique touchant la cornée, engagé dans la pupille, je craignis que l'organe ne vînt à se vider à l'instant où je ferais la section de la cornée; j'espérais néanmoins, qu'en divisant au même moment la cornée et la portion du cristallin qui était dans la chambre antérieure (chambre qui avait diminué d'étendue d'avant en arrière) tout ce corps sortirait aisément. Je m'arrêtai à cette idée comme la plus avantageuse pour le malade. J'en fis part à messieurs les docteurs Wegeler et Setegas, qui approuvèrent les raisons que j'eus l'honneur de leur présenter.

Au moment de l'opération, M. Rothenberge témoigna beaucoup d'inquiétude; il se leva plusieurs fois de son siége pour se promener; l'œil était très-mobile. M. Wegeler avait la bonté de soutenir la paupière supérieure, et de modérer les mouvements de l'organe avec une intelligence qui me fut bien utile pour pratiquer sûrement l'opération. Il est aisé de sentir combien dans ce cas il eut été dangereux d'appliquer un speculum, instrument d'ailleurs dont je ne me sers jamais et que le malade n'aurait pas supporté.

Je jugeai inutile de faire l'incision de la cornée aussi grande comme on le fait ordinairement pour l'extraction de la cataracte; j'évitai par conséquent un grand lambeau, et certes son étendue est plus dangereuse qu'on ne le croit généralement dans l'opération de la cataracte. Il n'est point même hors de raison de penser que, si dans cette maladie, l'abaissement semble avoir quelques avantages, on doit en partie l'attribuer à cette circonstance. Je ne suis point le premier à parler du danger de faire un grand lambeau dans cette opération, mais j'avais cru l'observer, et je crois utile de prouver que M. Maunoir de Genève a dit là une grande vérité, très-importante, et à laquelle on doit toujours faire attention, lorsque les cas exigeront d'opérer par cette méthode.

Tout était disposé comme pour l'opération de la cataracte par extraction. Chaque fois que le malade croyait qu'on allait faire pénétrer l'instrument, il détournait l'organe et le mouvait rapidement dans tous les sens, autant pour assurer ma main, que pour habituer l'œil et le malade à la tranquillité ; j'appuyai légèrement à plusieurs reprises l'extrémité d'une petite curette, à l'endroit de la cornée où je voulais faire pénétrer le ceratome. A l'instant que je crus favorable, je divisai la cornée et le cristallin, une portion de ce dernier ressemblant à de la matière calcaire grumeleuse tomba au moment de l'incision, qui fut faite sans trop de précipitation afin de lui donner seulement l'étendue que je désirais; ce qui fut facile quand j'eus saisi l'organe.

Je cherchai ensuite à faire sortir le reste de ce corps qui était devenu étranger. D'abord je me servis de la curette, puis d'une espèce de petit crochet; je ne pus point réussir par ces moyens. Je saisis avec une petite pince un point de la capsule; mais je vis à mon grand regret que la circonférence de la pupille lui adhérait ou semblait lui adhérer, excepté à l'endroit déchiré. Je craignis en tirant plus fortement de détacher l'iris. Enfin par de légers mouvements, le reste du cristallin suivit sans l'accident que je redoutais. Il sortit de la chambre postérieure presque autant de matière renfermée dans la partie postérieure de la capsule, comme il en était tombé de l'antérieure. Cette membrane était très-épaisse en comparaison de sa ténuité ordinaire. Quelques parties du cristallin dégénéré, qui avoient tombé dans le fonds de la chambre antérieure furent retirées au moyen de la curette.

On plaça le malade dans son lit avec les précautions ordinaires. Il survint quelques symptômes nerveux, mais ils furent bientôt calmés, et plutôt par des consolations que par des remèdes. De fortes douleurs qui survinrent à l'organe le même jour, me donnèrent beaucoup d'inquiétude pour les suites de l'opération. Comme je le fais ordinairement, je ne mis rien sur l'œil, me contentant de le faire tenir fermé, et de l'arroser à tous moments avec une décoction de fleurs de guimauve tiède, où j'ajoutai quelques grains de pilules de cynoglosse.

Je ferai une observation à l'égard des pansements que l'on fait sur les yeux après l'opération de la cataracte. On sait que chaque oculiste se comporte à peu près à sa manière dans ces cas-là. J'en ai vu qui mettent des emplâtres aglutinatives pour coller les paupières entre elles après l'opération; d'autres appliquent des gâteaux de charpie, tantôt sèche, tantôt imbibée d'eau de Goulard. Je crois pouvoir assurer, qu'en suivant les principes de M. Winzel, les malades s'en trouveront infiniment mieux. J'ai pu m'en convaincre sur un assez grand nombre d'individus et particulièrement sur le docteur Rothenberge, qui m'aurait fixé sur ce point si je ne l'avais pas été déjà; car même la compresse la plus légère, déterminait de la douleur, tandis qu'il n'en éprouvait presque plus lorsqu'on l'ôtait et qu'on se contentait d'arroser l'œil avec la décoction indiquée plus haut. Certes, il serait difficile de trouver des compresses plus douces pour ces organes, que les voiles membraneux dont les a pourvus la nature. Nous dirons encore, qu'il ne serait peut-être pas indifférent de chercher à prévenir les douleurs et les fortes inflammations après les opérations, au lieu de penser à les combattre lorsqu'elles sont survenues. Comme nous savons que l'inflammation est nécessaire à la cicatrisation, nous attendons souvent paisiblement ce moment, et souvent aussi, des symptômes qu'on aurait pu modérer dès le principe deviennent très-violents et très-graves ensuite.

Les deux yeux furent tenus constamment fermés et l'appartement privé de lumière. Une diète assez sévère fut observée les premiers jours. Les douleurs diminuèrent beaucoup ; le malade devint gai. J'examinai l'organe avec précaution le quatrième ou cinquième jour ; tout me parut dans le meilleur état et j'en fus bientôt convaincu ; car au septième jour il n'y avait plus de douleur, l'inflammation était peu de chose, et la difformité n'existait plus, à moins qu'on ne regardât de très-près ; alors on apercevait la déchirure de l'iris dont il a été parlé, et qui existera sans doute toujours, parce que le contour de la pupille est divisé. Comme le malade me quitta après huit ou neuf jours, et qu'à cette époque il aurait été imprudent de faire des expériences avec la lumière, je ne me suis point assuré si la pupille de ce côté éprouve des changements par la plus grande quantité de rayons qui peuvent affecter.

OBSERVATION

Sur une Cataracte opérée par la Keratonyxis.

La veuve Mathezing, pauvre femme d'Osnabruck, âgée de 75 ans et aveugle depuis long-temps, me fut adressée et recommandée à mes soins par M. le Maire de la ville. Elle avait les deux yeux affectés de cataracte, et les paupières étaient atteintes, depuis plusieurs années, d'une ophthalmie assez considérable. Croyant partir bientôt pour Hambourg, j'employai seulement pendant dix jours les moyens préparatoires, propres à combattre l'engorgement. Les parties enflammées en éprouvèrent un mieux marqué. Quoiqu'il s'en fallut de beaucoup qu'elles fussent dans l'état que j'aurais souhaité, je me décidai pourtant à faire l'opération, car si j'avais refusé, on aurait pu croire que c'était parce que cette femme était pauvre.

Le 27 janvier elle se fit conduire chez moi. Les docteurs Hembsen, médecin ordinaire du préfet, Droop, médecin des pauvres de la ville, Warnecke furent présents à l'opération.

Jugeant le cristallin d'une consistance assez molle, je me décidai pour la keratonyxis, méthode qui dans ces cas paraît avoir des avantages. Les pupilles, naturellement peu dilatées, ne s'agrandirent pas beaucoup par l'application de l'extrait de jusquiame que je préférai à celui de belladone, parce qu'il m'a paru que ce dernier a trop de tendance à paralyser l'iris.

Je plongeai mon aiguille dans la partie externe et inférieure de la cornée (1). La capsule fut divisée dans un instant en plusieurs lambeaux, ainsi que le cristallin qui se trouva tel que je l'avais jugé. Tout cela se fit sans douleur et très-promptement.

Je plongeai avec les mêmes précautions une autre aiguille dans l'œil droit; au même moment, la conjonctive de la paupière supérieure se renversa et couvrit presque tout le globe de l'œil. Je tins ma main et l'organe fermes, et attendis que cette masse, d'un rouge violet, eut repris sa première position; mais cela n'eut point lieu, malgré les soins qu'on y mit. Je fus obligé de ne point continuer l'opération n'y voyant pas bien, et la malade donnant des signes d'une vive douleur, par l'application d'un crochet propre à soutenir la paupière. L'emploi en avait été jugé nécessaire, à cause du bourrelet que formait la membrane muqueuse.

Les yeux furent garantis de la lumière par du taffetas noir; je recommandai de ne point les découvrir sans ma présence. Quelques heures après l'opération, je me rendis chez la malade : il faisait très-froid; je la trouvai couchée sur la paille, sans feu, sa petite croisée ouverte, les deux yeux découverts et s'exerçant à examiner si elle avait recouvré la vue. Ne sachant pas me fâcher en allemand, je me contentai, comme elle n'avait qu'un

(1) On pourrra trouver des avantages en la faisant entrer tout-à-fait dans la partie inférieure, tout comme aussi en préférant, dans quelques circonstances, une aiguille droite à une courbe.

très-petit enfant près d'elle, de priver sa chambre du jour après avoir remis le bandage.

Les douleurs furent très-violentes pendant trois jours et trois nuits, particulièrement du côté où j'avais appliqué l'hameçon plat, pour soutenir la membrane muqueuse. J'ordonnai l'opium intérieurement et des fomentations émollientes extérieurement : elles furent faites d'une manière irrégulière, à cause de la position de cette misérable. Après trois jours j'examinai les yeux : les paupières étaient très-enflammés; mais les globes, où l'on distinguait à peine l'endroit qu'avait percé l'instrument, étaient dans un fort bon état. L'œil où l'opération avait été terminée, avait la pupille assez resserrée, et donnant passage jusques dans la chambre antérieure, à un flocon de la membrane cristalloïde divisée. Quelques portions pulpeuses du cristallin, étaient dans le fond de la même chambre.

Je fis faire usage de plusieurs remèdes propres à diminuer l'engorgement et les douleurs qui continuèrent pourtant assez long-temps encore, mais sans beaucoup de force. Enfin, au 24 février, la malade put distinguer sans lunettes, jusqu'aux petites clefs des nécessaires de mes instruments. Je ne voulus point opérer l'œil droit ensuite, ce qui aurait pu déterminer des accidents funestes à l'un et l'autre organes.

ARTICLES A CONSULTER

ET A CLASSER

POUR UN DICTIONNAIRE MÉDICO-CHIRURGICAL

(d'après l'idée que j'en ai donnée à la page 3).

Tact médical.

Le tact médical fait plus qu'une longue pratique pour caractériser les maladies et les traiter ; mais le tact le plus délicat est lui-même susceptible de discipline ; et la perfection en toutes choses est un produit plutôt de l'expérience raisonnée que de l'âge et d'une grande érudition.

Appétits, désirs dans les maladies.

Les maladies peuvent modifier à l'infini les facultés digestives et les désirs. Les aliments que les malades demandent dans le délire, peuvent leur être salutaires, quoiqu'ils paraissent de nature indigeste au médecin.

Un Allemand était près de succomber à une diarrhée chronique qui avait succédé à la dyssenterie, lorsque je fus nommé médecin en chef de l'Hôpital militaire de Kloterberg à Magdebourg. Dans son agonie il prononçait continuellement le nom de *foie*. J'en fis acheter de suite. On en mit de petites tranches à demi-cuites sur ses lèvres convulsives et ses dents serrées. Les mouvements de sa mâchoire commencèrent peu à peu à se rétablir. Il finit bientôt par dévorer cet aliment avec une dégoûtante avidité. L'âme fut retenue plus de deux mois ensuite dans ce demi-cadavre qui regardait et ne parlait plus. Enfin ce malheureux périt. J'en fis l'ouverture, et je trouvai le rectum ulcéré et cartilagineux dans toute sa longueur. Je fis part dans le temps de cette observation à mon respectable chef, le docteur Gilbert, digne de tous les regrets.

Fièvre cérébrale contagieuse d'hôpital.

Dans ces sortes d'affections on ne prend pas assez de précautions pour empêcher le sang de se porter au cerveau et d'y séjourner. La bande, destinée à maintenir le vésicatoire qu'on met assez souvent à la nuque, en comprimant, quoique légèrement, les jugulaires, empêche la libre circulation du sang et entretient l'engorgement. L'envie de vomir qu'éprouvent certains malades, n'est pas suffisante dans tous les cas, quoique la maladie soit dans le début, pour que le médecin provoque le vomissement. Cet état tient ordinairement à l'irritation, le vomitif l'augmente. Lorsque le vomissement est bien indiqué, il faut commencer par appliquer au ventre, et surtout aux tempes, un nombre de sangsues qui doit varier en raison de la force de l'individu. Aussitôt qu'elles se sont détachées, on fait vomir, et l'on voit alors à chaque effort que fait le malade, de petits jets de sang sortir des piqûres, ce qui empêche l'inflammation ou l'engorgement d'augmenter. Il est très-avantageux dans ces cas d'ordonner des bains à une douce température, et d'appliquer aussi des ligatures aux bras et aux jambes, au moment des exacerbations. Ces moyens seront aussi fort utiles dans certaines apoplexies. (Voyez mon Mémoire envoyé en 1809 aux Facultés de médecine de Paris et de Montpellier, sur le traitement des prisonniers espagnols atteints de fièvre contagieuse, et le Rapport qu'en firent à l'Ecole de médecine les médecins envoyés par le Gouvernement dans le midi de la France.)

Ligatures.

Les liens qu'on place aux membres pour suspendre le cours du sang dans les extrémités, et retarder ainsi la circulation générale, produisent l'effet d'une saignée temporaire qui n'épuise pas. Ce moyen, si négligé et qu'on remettra peut-être en vigueur, est de la plus grande utilité dans une infinité de maladies.

Madame V^e^. Bassaguy, âgée de 52 ans, demeurant rue Geoffroi-Langevin, n°. 4, était sujette, depuis l'âge de 7 ans, à des douleurs affreuses de la tête. L'accès revenait trois fois par semaine. La malade ayant épuisé les conseils d'un grand nombre de médecins, me consulta. Je conseillai l'application de ligatures fortement serrées au jarret, au moment où l'accès s'annonçait. Ce seul moyen l'arrête comme par enchantement. J'ai retiré d'autres effets bien heureux de ces sortes d'applications dans d'autres maladies très-graves. Je les ferai bientôt connaître. On devrait les employer dans tous les engorgements inflammatoires internes, et plus souvent qu'on ne le fait dans les pertes graves de l'utérus.

Pleuro-péripneumonie.

Lorsqu'on traite ces sortes de maladies, on devrait songer plus qu'on ne le fait généralement, à rétablir la transpiration en enveloppant la poitrine et les pieds des malades de peaux de moutons écorchés chauds. Il serait utile aussi de fixer les cas où la saignée est contraire, que la maladie existe véritablement, ou qu'un autre affection en emprunte les caractères au point de tromper les plus grands praticiens. N'y aurait-il pas des engorgements du poumon qui se dissiperaient mieux, si l'on couvrait la poitrine d'espèces aromatiques en poudre retenues par de la flanelle que l'on aurait soin de chauffer? J'ai connu en Allemagne un célèbre médecin qui me dit : Un jour, j'avais un ami attaqué d'une péripneumonie; comme je suis certain qu'il est des cas où la saignée tue, soit qu'un principe délètere, autre qu'un sang privé d'oxigène, ait tendance à détruire les propriétés vitales des vaisseaux du poumon, soit par tout autre cause que je ne puis comprendre, je me mis à genoux pour demander à Dieu de m'apprendre quels sont les cas où la saignée est nuisible.

Lorsque la péripneumonie se complique d'une fièvre intermittente pernicieuse, il faut prévenir le retour de l'accès, comme si la péripneumonie n'existait pas; mais, en se comportant ainsi, on doit combiner le quinquina avec des substances capables d'adoucir la maladie de poitrine, telles que le miel, le sirop de guimauve, etc. : tout danger s'évanouit alors comme par enchantement, sans qu'on soit obligé ordinairement, de mettre en usage la saignée, les vésicatoires, le vomitif.

Hernie, blessures de l'abdomen.

On ne doit jamais chercher à faire rentrer *avec effort*, ou en agrandissant la plaie, l'épiploon qui est sorti, ni le couper, ni le lier en tout ou en partie. Il faut placer le malade dans une situation convenable, laisser flétrir la membrane en la maintenant doucement et ne pas y toucher jusqu'à ce que le blessé soit presque entièrement rétabli. Si l'épiploon paraît entièrement gangrené au moment de l'opération de la hernie, qu'on soit obligé ou non d'emporter une portion d'intestin, il faut également tenir la membrane en dehors, et attendre que la nature en fasse la séparation. Si l'on se comporte différemment, il surviendra le plus souvent des hémorragies qui exigeront des ligatures, partielles ou totales, et dont la compression sur les filets déliés d'un système nerveux particulier, pourront causer la mort, et avec d'autant plus de facilité, que les angoisses qui auront précédé, auront été plus grandes. Si l'épiploon flétri reste trop long-temps à se détacher, que le malade soit rétabli, on le coupe et on arrête le sang avec l'eau alumineuse, le vitriol ou le cautère actuel. Dans un cas de ce genre, je me servis de la pierre infernale sur le nommé Berbessou du Change, près Périgueux. J'opérai cet individu au septième jour de l'accident, et je le guéris. Comme l'épiploon gangrené donnait une très-mauvaise odeur, j'avais soin de le faire laver fréquemment avec l'eau et le vinaigre et l'eau-de-vie camphrée.

Pour débrider sans craindre de blesser les intestins, j'ai imaginé un moyen très-simple et très-sûr. Il consiste à faire pénétrer avec le bout de la sonde cannelée et un peu recourbée, un petit morceau de linge ou de peau très-fine, coupée en carré très-long, et imbibée de décoction de guimauve. Lorsque le tout est engagé, un aide tire les extrémités du linge ou de la peau, qui forme un petit cul de sac à la sonde, et par ce moyen si simple, qui remplace et bistouri à gaîne et sonde à aîle, les intestins sont garantis de l'instrument tranchant. Le morceau de linge doit être doublé à l'endroit qui doit servir de cul de sac à la sonde, autrement elle pourrait le percer. Lorsque les grands praticiens auront essayé de ce procédé, ils renonceront aux autres.

Taille.

La pierre est quelquefois si volumineuse, si adhérente à la plus grande étendue de la membrane muqueuse, qu'après son extraction, il peut survenir une hémorragie qui fait périr le malade dans les mains des plus habiles chirurgiens. On en connaît plusieurs exemples. Dans ce cas malheureux, on ne doit pas craindre d'injecter du vinaigre, même *pur*, dans la vessie, comme on en injecte dans la matrice, dans certaines pertes qui succèdent à l'accouchement à terme ou non. Le malade sur qui j'employai ce moyen, pour ne pas avoir la douleur de le voir périr dans mes mains, n'en éprouva qu'une douleur passagère, mais sans aucun accident inflammatoire, et l'hémorragie fut arrêtée le plus heureusement. Au onzième jour, le malade était à même de partir pour aller dans sa famille, lorsque, vers le soir, une douleur atroce se fit sentir dans un des mollets. Le matin, j'aperçus un point gangréneux à cet endroit; et l'individu mourut quelques heures après. Je fis part dans le tems de cette observation à mon ancien professeur M. Dubois.

Taille chez la femme.

Si un corps étranger a pénétré dans la vessie par le canal de l'urètre, et qu'il soit impossible de le retirer par la même voie, ou qu'il y ait une pierre dans le même organe, il y aura moins de danger en taillant par le vagin, que par le haut appareil, pourvu qu'on sache éviter la fistule urinaire. Voici le moyen : après avoir distendu la vessie, en injectant un fluide convenable, on agira de manière à faire deux ouvertures, l'une au vagin et l'autre à la vessie, en pénétrant obliquement dans cette dernière, après avoir fait faire une saillie au corps étranger, au moyen d'un instrument convenable introduit par le canal de l'urètre. Ces deux ouvertures, par conséquent, ne se correspondront pas, et seront séparées par une espèce de trajet fistuleux; mais après l'extraction du corps étranger, ce trajet sera bientôt oblitéré, et l'urine ne coulera plus par la plaie. (Pour avoir une idée exacte de ce procédé, voyez dans les Annales de la Société de médecine de Montpellier, mois d'août 1808, et dans le Bulletin de la Faculté de médecine de Paris, 1810, mes observations sur une fille que j'opérai, et qui put se lever le troisième jour, et se livrer le huitième à ses occupations accoutumées.)

Accouchements.

L'hémorragie de la matrice qui succède à la paralysie de cet organe quelques jours avant l'accouchement, à la suite d'une frayeur, d'un coup, etc., entraîne presque toujours la mort. Le célèbre Baudeloque ne le laisse point ignorer. C'est souvent en vain qu'on titille le col de l'utérus, qu'on emploie la saignée du bras, qu'on termine l'accouchement avec précaution et lenteur, qu'on irrite ensuite l'organe en introduisant la main dans son intérieur; qu'on arrose le ventre d'éther; qu'on injecte du vinaigre, de l'eau alumineuse; qu'on verse sur le ventre d'un lieu élevé de l'eau froide; qu'on le couvre de glace pilée; qu'on garnit tout l'intérieur de l'utérus; qu'on le tamponne, *après l'avoir garni* d'étoupes et de charpie imbibée d'eau chargée d'alun; qu'on applique les ligatures aux membres; qu'on suspend par les pieds; car, dans un cas de ce genre, j'ai employé tous ces moyens, hors la glace que je n'avais pas. Je voulais donner l'émétique, les médecins consultés et les parents s'y opposèrent. La malade périt. Mon ancien professeur, l'excellent accoucheur M. Gardien, à qui je fis part du dernier moyen que je voulais essayer, me dit que j'aurais dû le tenter.

Il y a un moyen d'arrêter l'hémorragie dans ces cas rares et affreux. Je ne le crois connu que du célèbre accoucheur étranger qui me le communiqua. Craignant que cette idée heureuse ne se perde, je la consigne ici, dans l'espérance qu'elle sera utile. Aussitôt que l'accouchement a été terminé avec les précautions convenables, l'accoucheur saisit de ses deux mains l'utérus qui fait une saillie molle à l'abdomen; il le comprime graduellement et fortement à travers les parois abdominales; il le retient toujours; il le serre à mesure que l'hémorragie continue. Pendant ce temps, on arrose l'abdomen avec l'eau de Cologne ou l'éther. Il faut quelquefois continuer cette pénible manœuvre deux ou trois heures. Ce praticien m'assura que ce moyen, qu'il avait imaginé dans un cas désespéré, lui avait toujours réussi, et n'avait jamais été suivi d'inflammation.

Ulcère de la matrice.

Il y a quinze ans qu'étant chirurgien interne de la salle des femmes, à l'Hôpital Saint-Louis, je conçus la possibilité de guérir quelques-unes de ces infortunées atteintes d'ulcère, et de prolonger les jours de quelques autres par un traitement méthodique. Comme cette maladie est jugée incurable et que les malades succombent dans des douleurs atroces, si le Gouvernement veut me mettre à la tête d'un établissement où l'on ne traitera que cette maladie, je communiquerai mon plan de guérison à Son Excellence le Ministre de l'intérieur, à deux chirurgiens et quatre médecins. Les hommes de l'art pourront suivre mes expériences, non comme censeurs, mais pour rendre justice à mes intentions. J'espère sur vingt-cinq tentatives obtenir quatre ou cinq succès, peut-être davantage, surtout, lorsqu'une expérience que malheureusement il faudra acquérir, sera venue à l'apui de mes méditations. N'obtiendrais-je qu'un succès sur ce nombre, on ne doit pas dédaigner mon projet; n'en obtiendrais-je aucun et mettrais-je d'autres médecins à même d'en obtenir, l'humanité y gagnera. Si le Gouvernement ne me met pas à la tête d'un établissement semblable, je ferai en sorte d'en former un et de m'y placer moi-même, en lui demandant toutefois son agrément.

Myopie, Presbyopie.

Voici la méthode que j'emploie pour traiter ces deux affections opposées. M'étant convaincu que plusieurs jeunes gens qui ont voulu se soustraire à la conscription, se sont rendus véritablement myopes en se servant continuellement, et pendant plusieurs années, de verres concaves, j'ai cherché à tirer un fruit utile de cette simple observation, qui prouve que l'œil est susceptible de modifier son organisation. Je conseille donc aux presbytes d'user de verres d'abord plans, ou plus ou moins *concaves;* et aux myopes, au contraire, de se servir de ceux qui sont d'abord plans, ou plus ou moins *convexes*. Les personnes qui suivent ce traitement, peuvent se livrer à un grand nombre d'occupations, sans que leurs yeux soient privés d'un moyen curatif destiné à agir continuellement sur eux; ce qui établit une très-grande différence avec les autres moyens proposés jusqu'à ce jour. Il est inutile de dire que les effets sont plus marqués sur les personnes qui sont jeunes, surtout si elles ont la constance de vaincre l'espèce de gêne qu'elles ne manquent pas de ressentir dans les premiers instants de leurs essais, et même toutes les fois qu'elles remplacent un verre par un autre, s'il est construit d'après les principes que je viens d'énoncer. On accélère les progrès de la cure par des collyres appropriés.

Ulcères de la cornée transparente.

Le célèbre Scarpa a donné une seule manière de traiter cette cruelle maladie. Il serait à souhaiter que cet homme, à qui la science a tant d'obligations, ou son habile traducteur, revît cet article dans son Traité des maladies des yeux; car l'ulcère de la cornée doit être traité avec bien des modifications, suivant qu'il est petit et douloureux, étendu avec ou sans douleur; qu'il est scrophuleux ou vénérien, ou de nature cancéreuse; que le malade est phlegmatique ou nerveux, etc.

Je pourrais rapporter les observations les plus curieuses sur des cures de ce genre, ainsi que sur la destruction des taies qui leur avaient succédé, et où je ne me suis nullement servi de nitrate d'argent. (Voyez ma Thèse, soutenue, en 1806, à Montpellier.)

Cataracte.

Les cataractes dures doivent être opérées par extraction; celles qui ont une consistance molle, par dépression ou par extraction; celles qui sont fluides, par la keratonyxis; enfin les cataractes secondaires ou membraneuses, par un procédé particulier que je ferai connaître et qui est peu dangereux.

Malgré l'opinion contraire, je soutiens que l'habitude donne la facilité de faire ces distinctions.

On ne doit pas négliger de tenter des moyens pour empêcher les progrès des cataractes commençantes. Il y a certains cas où les remèdes internes pourront avoir du succès. Sauvages, Gleize, en rapportent des exemples : j'en ai un très-marquant devers moi.

Goutte sereine.

Je ne crois pas qu'il y ait une maladie plus empiriquement traitée; et même, depuis quelque temps, on a renchéri sur cet empirisme. Les moxats multipliés sont devenus à la mode. On voit des malades à qui non-seulement on a brûlé la peau du crâne, mais celle de la figure, et qui n'en sont pas moins aveugles étant plus défigurés (1). On va jusqu'à dire même que quelques-uns sont morts de ces sortes d'applications. En attendant que je publie plusieurs cures sur cette déplorable affection, je dirai : Docteurs, au lieu d'agir d'après les livres et par routine, agissez d'après les symptômes qui ont précédé ou suivi, et d'après de bons principes physiologiques : ils vous feront presque toujours découvrir la cause du mal. Lorsqu'il n'y aura pas de guérison, ne martyrisez pas.

Voici le nom et l'adresse de quelques malades que j'ai guéris par des traitements différents.

Mathieu, soldat au 7me régiment, atteint de goutte sereine complète depuis plusieurs mois, guéri en 35 jours.

Madame Magny, rue Neuve-St-Eustache, n° 44, affec-

(1) Le cautère actuel est quelquefois utile. On ne doit point l'appliquer sur la peau de la face, ni porter son action jusqu'au périoste. Dans quelques cas on peut se servir du vésicatoire perpétuel.

tée de goutte sereine complète, guérie en 12 à 15 jours; morte plus tard d'un ulcère à l'uterus.

Mlle Faucaut, rue Louis-le-Grand, n° 26, atteinte de goutte sereine incomplète, guérie en quelques semaines.

Mlle Gaston, marché St-Honoré, n° 26, guérie en quelques mois d'une goutte sereine qui avait déjà détruit un œil. Traitée en présence de M. le docteur Lacazes.

M. Coquet, rue du Dragon, n° 15, atteint de goutte sereine déjà avancée, a été guéri en quelques mois. Avant d'entreprendre la cure de cet intéressant malade, je voulus m'étayer des lumières du médecin ordinaire de la famille. Je fis donc part à M. le docteur Jadelot de la marche que je voulais suivre dans le traitement : il l'approuva, et la réussite a éte parfaite, et est consolidée depuis plus d'un an.

J'indiquerai d'autres cures de ce genre, lorsque cela sera nécessaire.

Imaginations, barres, taches, mouches, flocons cotonneux, lignes obscures contournées et globules lumineux qui paraissent mobiles au-devant des yeux et troublent plus ou moins la vision.

Ce genre d'affection, dont le siége est inconnu, est susceptible de faire des progrès et d'incommoder beaucoup dans les premiers temps, si l'on ne s'y oppose pas par un traitement convenable; il peut rester stationnaire ensuite pendant un grand nombre d'années.

Un médecin allemand a tiré de grands avantages dans ces troubles visuels, de l'usage d'une plante que je ferai connaître dans mon traité des gouttes sereines. J'ai confirmé ses bons effets sur plusieurs individus que je désignerai.

Albugo, Leucome.

J'ai cherché à teindre d'une manière invariable ces grandes taches blanches des yeux qui offrent un aspect si désagréable, et qui, trop profondes, ne peuvent s'effacer par d'autres moyens ; mais je n'y suis point encore parvenu. Je crois, cependant, que cela est possible, et je vais continuer mes expériences : jusqu'à ce moment elles ont été peu multipliées, mais elles n'ont été suivies d'aucun accident. Dans un seul cas, quelques points ont conservé la teinte que j'avais cherché à donner à toute la cornée devenue blanche, ce qui me confirme qu'avec de nouvelles réflexions et de la patience, je parviendrai peut-être à faire faire un pas de plus à mon art.

Hypopion.

Je ne considère cette grave maladie de l'œil, que comme le résultat d'une sécrétion de la membrane de l'humeur aqueuse, au moment où elle est plus ou moins enflammée, sécrétion qui me paraît parfaitement semblable à celle qu'on remarque dans les membranes séreuses flogosées : et quoiqu'on n'ait pas pu suivre celle qui tapisse la chambre antérieure, de manière à prouver sa parfaite ressemblance avec les autres de ce genre, tout semble convaincre quant aux fonctions, soit dans l'état sain, soit dans l'état pathologique, qu'elles sont douées d'une même organisation, d'une même vie. En effet, la membrane de l'humeur aqueuse exhale et absorbe, dans son état naturel, un fluide délié et transparent, et dans son état inflammatoire, au contraire, elle paraît sécréter une matière plus ou moins glutineuse, plus ou moins adhérente, et parfaitement semblable, à la vue, à celle qu'on trouve dans les inflammations des membranes séreuses. Serait-ce parce qu'on n'a pu, jusqu'à ce moment, la suivre assez loin pour constater qu'elle forme un sac sans ouverture, qu'on refuserait de la regarder comme une membrane séreuse? Qu'importe à la nature une petite variété dans une partie, surtout quand la forme d'un organe paraît y suppléer? Au reste, la membrane pupillaire qu'on peut encore distinguer quelques mois avant la naissance, m'a paru être la continuation de la capsule dont nous parlons, qui se déchire à une certaine époque, à l'endroit de la pupille, sans qu'on puisse en comprendre la raison, ni l'expliquer d'une manière satisfaisante. Je sais qu'il y a un anatomiste distingué, qui veut nier l'existence de la membrane de l'humeur aqueuse. Sans chercher à m'appuyer ici des expériences de l'exact Bichat, voilà comme il est facile de la découvrir : il suffit de détacher avec lenteur et précaution, au moyen d'une pince, l'iris du ligament ciliaire; on voit alors une espèce de petite pupille, mais offusquée par la membrane, qui est plus lâche sur la circonférence interne de la cornée qu'ailleurs. Si l'on tire l'iris davantage, la membrane se déchire et l'intervalle du décolement devient très-noir à l'instant.

Je n'ignore pas qu'on pourra m'objecter que l'inflammation que je dis exister dans cette partie (la membrane de l'humeur aqueuse), doit être bien peu apparente, puisque je suis, je crois, le premier à en parler, et qu'il serait bien surprenant que d'autres observateurs ne l'eussent pas remarquée avant moi, si elle existait réellement. A cela je pourrais répondre; mais sans entrer dans des suppositions inutiles, je me contenterai seulement de demander à ceux qui voudront, pour l'intérêt de l'humanité, éclairer mon jugement, si au moment où doit se former un hypopion, la cornée, quelle que soit la couleur de l'iris, n'offre pas une teinte d'un gris légèrement bleuâtre, tantôt plus tantôt moins considérable? Cette couleur me paraît tenir au sang qui circule dans des vaisseaux qui n'étaient pas accoutumés à sa présence, et qui sont séparés de notre vue par un corps assez dense et transparent, ce qui pourrait bien être cause de cet aspect particulier. Je n'ignore pas qu'on pourra me faire observer que cette couleur, que j'ai cru remarquer, peut aussi-bien tenir à l'inflammation de cette portion de membrane, *qu'on croit conjonctive* (1), et qui est placée au-devant de la cornée; mais ce serait vouloir fatiguer le raisonnement sans aucun but utile.

Il est facile de voir que je diffère en tout des auteurs qui trouvent la source de cette humeur dans l'inflammation de l'uvée et de la choroïde, et la regardent comme une sécrétion de ces membranes. Avant que l'occasion devienne favorable pour vérifier sur le cadavre, laquelle de nos opinions est la mieux fondée, on pourra trouver étonnant que des chirurgiens distingués, qui ne doivent pas moins être physiologistes profonds qu'anatomistes habiles, aient pu supposer que des membranes aussi sin-

---

(1) Je n'ai jamais pu me résoudre à regarder comme membrane muqueuse ce qui est au-devant de la cornée transparente. Qu'on fasse bien attention qu'il y a un autre exemple, où une membrane muqueuse se continue avec une séreuse. Sans prétendre tirer un trop grand avantage de cette particularité, pour appuyer mon sentiment, qui, dans ce moment, a peu de rapport au sujet que je traite, je dois pourtant la faire remarquer, afin de prouver, sans avoir recours à des suppositions qu'on pourrait croire enfantées par l'esprit de système, que ce que je dis ne serait pas impossible; c'est-à-dire, qu'une membrane de *nature* séreuse, se continuât avec une muqueuse.

gulièrement organisées que la choroïde et l'uvée, recouvertes d'un enduit si facile à détacher, puissent élaborer dessus, au milieu, ou derrière cet enduit, un fluide tel qu'ils le décrivent, fluide qu'ils semblent avoir considéré et pris ou dans une *péritonite*, ou dans une *peripneumonie*, pour pouvoir nous donner une idée exacte de sa nature.

Si cette matière n'était pas sécrétée par la membrane dont j'ai parlé, alors on la séparerait sans doute plus aisément de la cornée, et peut-être que si elle venait *seulement* d'au-delà la pupille, cela serait moins difficile; mais dans tout ce que rapportent les auteurs, on voit qu'il est impossible d'y parvenir à moins d'altérer la transparence de la portion de cornée qui répond à l'endroit où la matière semble identifiée avec elle, et où elle demeure attachée, jusqu'à ce que les vaisseaux absorbans la fassent disparaître.

» Scarpa observe qu'aussitôt que l'hypopion commence « à se former, il s'élève, dans le fond de la chambre « antérieure de l'humeur aqueuse, une petite ligne jau- « nâtre, en forme de croissant, qui, à mesure que l'hu- « meur glutineuse des membranes internes enflammées « de l'œil, passe en-devant par la pupille, et se préci- « pite dans l'humeur aqueuse, s'accroît dans toutes ses « dimensions, et empêche peu à peu de voir l'iris, d'a- « bord dans son hémisphère inférieur, puis jusqu'à la « pupille; enfin, dans toute la circonférence de cette « membrane »,

On voit donc que cet auteur convient que la maladie commence à paraître dans le fond de la chambre antérieure; mais doit-on dire alors que cette matière est fournie par la choroïde et par l'iris? élaborée par ces membranes, pourquoi cette humeur traverse-t-elle la pupille pour s'épancher antérieurement, avant d'avoir rempli la chambre postérieure au niveau du bord inférieur de la prunelle, ce qui serait plus naturel ? L'hypopion peut-il se former lorsque la pupille est oblitérée ? L'observation de Péters (cette observation serait trop longue à rapporter) semble le confirmer, et alors peut-on dire que l'humeur vient de la chambre postérieure ? Si Scarpa fait passer la matière de la chambre postérieure dans l'antérieure, j'ai autant de raisons que lui pour la faire passer, ainsi que les auteurs qui en assignent la source entre la *pellicule* de la cornée et sa dernière lame, de l'antérieure dans la postérieure. Je puis donc refuser d'admettre son idée jusqu'à ce qu'il ait prouvé qu'elle est incontestable. Pour combattre la mienne, il serait inutile de vouloir se rejeter sur le peu d'étendue de la membrane de l'humeur aqueuse, en comparaison des deux autres ; car souvent une plaie de peu d'étendue fournit plus de suppuration qu'une autre qui en aurait davantage. Au reste, il paraît que la matière de l'hypopion se renouvelle assez promptement, après son évacuation par l'opération : qu'on fasse donc tenir, après l'incision qu'on aura pratiquée, la tête un peu penchée en arrière, il faudra convenir que si quelque temps après, la matière s'est de nouveau accumulée dans la chambre antérieure, sans déborder par la pupille, elle aura été élaborée antérieurement.

Il est bien sûr que l'humeur qui donne lieu à l'hypopion, vient quelquefois, ou du moins paraît venir de la chambre postérieure ; mais il s'en faut de beaucoup que cela arrive toujours ; on le voit seulement quand la sécrétion est plus abondante qu'à l'ordinaire, parce que probablement alors, la matière passe dans la chambre postérieure, dans les différents mouvements que font les malades, et s'y accumule pendant le repos, ou dans les positions variées qu'ils prennent, pour en sortir ensuite plus abondamment. Au reste, je veux bien accorder qu'elle peut se former dans l'une et l'autre chambre; mais alors il faudra admettre que la membrane de l'humeur aqueuse tapisse les deux, ce qui n'a pu être encore démontré. Je ne chercherai point ici à combattre l'opinion des auteurs qui avaient pensé que l'hypopion était formé par la suppuration de toutes les parties internes de l'œil, puisque cette idée n'est guère admise aujourd'hui, et qu'ils doivent avoir confondu les énormes abcès de ces organes avec la maladie dont nous parlons qui est le résultat d'une exhalation albumineuse.

Par toutes les raisons que je viens d'exprimer, on juge que la membrane dont j'ai parlé peut s'enflammer comme toutes celles du genre avec lesquelles je la range; et si par l'absence de la matière concrète, qui fait présumer de préférence cette inflammation plus grande à la surface qu'elle touche, on a moins observé cet état dans les parties supérieures et latérales de la cornée, c'est, je crois, que dans presque tous les cas, la matière, continuellement délayée par un liquide très-limpide, peut avoir tendance à s'en détacher par son propre poids, et peut-être qu'alors, par le rapprochement des molécules les plus glutineuses, elle contracte une disposition particulière à s'unir aux parties organisées, qu'un état de flogose doit rendre plus ou moins inégales et disposées, par le boursouflement des petits vaisseaux, à transmettre même une espèce d'organisation dans cette limphe concressible, ainsi que les expériences de notre grand physiologiste, M. Chaussier, l'ont déjà prouvé dans d'autres circonstances. Au reste, que cette membrane soit généralement ou partiellement enflammée; dans ces différents cas, il n'y a guère que celui où la quantité de la matière est assez abondante pour s'élever au-dessus de la pupille, et empêcher les rayons lumineux de frapper la rétine, qui permette d'examiner avec précision l'état des parties dans le plus fort de l'inflammation, et alors, l'abondance de l'humeur jaunâtre est un obstacle à l'objet qu'on voudrait juger avec exactitude: on ne peut donc espérer d'utiles éclaircissements que dans des ouvertures cadavériques.

Si une fois pour toutes, on considère cette maladie comme je le fais aujourd'hui, on ne sera plus porté, je crois, à inciser la cornée pour en obtenir la guérison, opération que j'ai vu pratiquer par des oculistes et par un chirurgien des plus habiles de la Capitale, quoiqu'il n'y eût ni douleur, ni distention. Il arriva qu'après la la sortie de quelques gouttes de matière, mêlée à l'humeur aqueuse, la cornée offrit cependant ensuite le même aspect jaunâtre, à cause de l'espèce de couenne qui la recouvrait en dedans, mais qu'il fut impossible de détacher, ce qui aurait sans doute été moins difficile si elle fût venue de toute autre source, ou si la membrane avec laquelle elle était en contact, n'eût pas été enflammée.

Lorsque l'œil est fortement distendu par la matière de l'hypopion, que les douleurs sont atroces, que la cornée est partout menacée d'ulcère, qu'elle est opaque et prête à tomber en pourriture, il n'y a pas espérance (dit-on), qu'elle puisse reprendre sa transparence, et le meilleur parti à prendre, c'est de vider l'œil.

Les réflexions que j'ai pu faire sur ce conseil, m'ont porté à méditer d'avance s'il n'y aurait pas quelque moyen capable de diminuer les chances défavorables qui menacent les malades dans ces cas malheureux. D'après ce que je vis il y a six ans, sur la fille du receveur des douanes d'Iburg et ce que j'ai vu depuis sur d'autres malades (1), il s'en faut de beaucoup que je sois disposé à suivre ce conseil dans l'occasion importante dont on parle. Je préfère mille fois de passer un séton de deux bouts de fils dans la chambre antérieure, au travers de la partie inférieure de la cornée transparente, au moyen d'une aiguille appropriée, que d'en venir au déplorable expédient qu'on conseille. L'opération que je propose ici, aura, non-seulement l'avantage de donner sur-le-champ sortie à la surabondance de la matière comprimante, mais d'en favoriser ensuite l'écoulement continuel, et de laisser du moins l'espérance de conserver un point de cornée, où l'on pourra établir, par la suite, une pupille artificielle.

---

(1) Lorsque je fus appelé pour cette demoiselle, elle éprouvait des douleurs atroces dans les deux yeux: je vis que le gauche, rempli de matière d'un jaune gris, avait sa cornée presque désorganisée. J'aurais peut-être suivi le précepte de vider l'œil si les douleurs ne se fussent pas calmées dans les vingt-quatre heures qui suivirent l'usage d'un traitement raisonné. La santé se remit bientôt, et la vue redevint parfaite du côté droit, mais l'œil gauche me parut entièrement perdu. Le père de la malade m'engagea cependant à faire un traitement pour rétablir la vue de ce côté; craignant de ne pas réussir, je me contentai de faire une ordonnance, qu'on fit suivre exactement. Au bout d'un mois et demi, à ma grande surprise, je ne crains pas de l'avouer, la malade avait recouvré la vue. Je m'assurai que la cornée avait repris beaucoup de transparence, je l'attribuai au traitement anti-scrophuleux que j'avais conseillé, parce que la constitution de cette personne l'indiquait.

Cette observation fut très-utile à mon instruction.

Ce serait envain qu'on voudrait m'objecter que ce séton, que je recommande, faisant fonction de corps étranger et en contact avec l'iris, au lieu de diminuer la douleur et les accidents les augmenterait. On sait qu'on en a passé sans danger entre les lames de la cornée. Qu'on observe donc et qu'on agisse dans les circonstances comme je l'ai expliqué, et d'après des observations bien faites par des hommes habiles, on verra si l'on doit critiquer ma méthode et mes principes. Si l'on prouve que je suis dans l'erreur, je l'avouerai sans peine, et sachant me corriger, je ferai en sorte de tirer tout le fruit que je pourrai de ce qui m'en aura convaincu (1).

Bains de vapeurs.

LORSQU'ON croit avoir découvert un moyen utile, on ne tarde pas d'en abuser, surtout lorsque l'effet frappe les yeux et l'imagination du malade. Ne s'élevera-t-il pas quelque maître de l'art assez honnête qui démontre

---

(1) Ces idées sont extraites d'un Mémoire qui fut inscrit en 1814, pour être lu à la Société de Médecine de l'Hôtel-de-Ville de Paris; mais ayant communiqué mon travail à plusieurs de ses membres avant d'en faire la lecture, mon opinion (*que la membrane de l'humeur aqueuse est le siége de la sécrétion de la matière qui forme l'hypopion*) parut si *extraordinaire*, que je retirai mon Mémoire. Cependant à cette même époque je recherchai l'assentiment du docteur Marjolin. Il me fixa une heure pour la lecture, et me fit plusieurs observations, auxquelles je tâchai de répondre. Depuis 1818 deux oculistes de Paris paraissent s'être donné le mot pour adopter naturellement ces mêmes idées, comme si elles leur appartenaient, et comme s'ils les avaient eues de tous temps. Je compte sur la loyauté de l'estimable et savant professeur que je viens de nommer, pour faire valoir dans ses cours mes réclamations, si elles sont fondées.

l'inutilité, même le danger de ce remède dans presque tous les cas où on le prescrit, et dont l'autorité puisse vaincre le préjugé trop accrédité par de grands charlatans, qui trouvent souvent double profit dans leurs ordonnances,

Magnétisme animal.

J'ai employé avec succès ce moyen curatif sur quelques personnes, et je l'approuve. Cela n'empêche pas que je ne croirai à la réalité de ce fluide que lorsqu'il agira sur moi. Je m'offre donc aux expériences de toutes les commères somnambulistes, de tous les magnétiseurs de bonne foi, et de tous les compères magnétiseurs; *mais aux conditions qu'ils n'auront que leur fluide pour me magnétiser.*

Quinquets.

Il est bien reconnu que les quinquets, surtout ceux qui sont mal construits, gâtent la vue; cependant on s'en sert toujours. Ne se trouvera-t-il pas un bon fabricant qui donnera à la clarté une nuance capable de conserver les yeux en bon état?

Vue.

Le bain froid des yeux, conseillé par un célèbre oculiste, comme moyen de conserver la vue, m'a paru en général très-nuisible. Il y a des moyens beaucoup plus sûrs de la fortifier et de la conserver.

Chirurgien.

Une opinion qu'on s'efforce de répandre, c'est qu'un bon chirurgien est également bon pour toutes les opérations. Initié moi-même aux secrets de la chirurgie et de la médecine; et connu, j'ose le dire, avec quelque avantage dans l'une et dans l'autre, soit dans les concours, soit par les cures que j'ai faites, soit par les emplois que j'ai remplis, j'affirme que celui qui, ayant les connaissances solides de l'art, se livrera à une seule branche de la médecine ou de la chirurgie, parviendra à un degré de perfection, une finesse de tact, qui lui donnera, toutes choses égales d'ailleurs, une très-grande supériorité sur ceux qui seront distraits par la variété de leurs idées et de leurs travaux. Comment de semblables erreurs ont-elles donc de si chauds apologistes? Le mot de l'énigme est l'intérêt personnel.

Pupilles artificielles.

Il serait curieux de connaître le nombre des tentatives qui se font journellement et qui ont été faites depuis trente ans à Paris, pour ouvrir des pupilles artificielles, afin de juger si ma méthode est supérieure aux autres. Je ne crois pas qu'il soit possible de le mettre en doute en voyant mes nombreux succès, puisque sur 25 opérations de ce genre je ferai le pari de réussir au moins vingt fois à établir les pupilles sans aucun accident grave. Peut-être serait-il important pour l'humanité, qu'on ajoutât plus de prix à ma petite découverte (1).

(1) M. Blainville, Cour Batave (au bureau des eaux minérales), avait subi sans succès trois opérations de cataractes. Elles furent suivies des accidents les plus funestes, et de douleurs atroces qui durèrent plus d'une année. L'œil droit n'ayant pas été tout-à-fait détruit, j'ai pu mettre en usage mon procédé. J'ai opéré une cataracte secondaire, et agrandi la pupille qui était petite et déformée. Le malade n'a éprouvé aucune douleur, et n'a gardé que deux jours le lit. Le succès a été des plus heureux, et sa vue va toujours en se perfectionnant depuis deux mois que l'opération a été faite.

Oculistes.

La plupart des oculistes sont charlatans, les uns par caractère, les autres parce qu'ils sont eux-mêmes dupes des malades. Je crois être assez sûr de moi pour me garantir d'être charlatan ; mais je voudrais connaître le moyen de n'être pas dupe.

Névralgie.

Je n'ai point vu guérir le tic douloureux du nerf sus-orbitaire par la section ; mais j'ai obtenu le plus grand succès au moyen d'un traitement interne et local raisonné. Je citerai, entre autres, un malade qui voulait se détruire à cause de la violence de la douleur, et qui loge porte St-Honoré, n° 2. Il avait pour chirurgien ordinaire le docteur Souberbiele, qui, très-supérieur pour l'opération de la pierre, eut la modestie de ne pas s'y croire pour le traitement des yeux, et me fit appeler. Cette affreuse névralgie se compliquait d'un ulcère profond de la cornée. Le malade parfaitement guéri a conservé la vue.

Age.

Comme la scène de la nature varie à chaque saison, la scène de la vie change à chaque âge. Il y a dans les passions de la jeunesse quelque chose de grand et de généreux. Trop plein de vie pour toucher à la terre, trop étranger aux ruses de l'intérêt pour imaginer des devoirs qui ne seraient que de convention, le jeune homme n'a pas encore apporté dans le commerce du monde cette défiance des hommes et de soi-même, qu'on nomme maturité. Plus tard il comprendra que ramper est plus sûr : victime des fourbes, il deviendra fourbe à son tour, pour ne pas rester dupe. La vieillesse vient ajouter à cet égoïsme de nouvelles glaces et de nouveaux endurcissements. Comment, au milieu de ces transformations de l'être moral, que les vices ou les vertus des gouvernements modifient, l'être physique resterait-il le même? Bien jeune encore, j'eus l'idée de ces influences réciproques, qu'on n'a pas encore approfondies, parce qu'elles sont le mystère de notre nature; mais ce mystère n'est peut-être pas inaccessible, et la vérité qu'il nous cache n'est pas de celles dont on puisse payer trop cher la conquête. (Voyez ma Thèse, soutenue, en 1806, à Montpellier, contenant l'exposé d'un travail sur les passions que peuvent développer les maladies, et les maladies que peuvent déterminer les passions.)

Fièvre, fièvres intermittentes, fièvres intermittentes pernicieuses.

Dans le traitement des maladies on ne doit jamais perdre de vue les principes du docteur Broussais. C'est à l'inspiration de semblables idées, que je dus, en 1809, les nombreux succès qui couronnèrent mon zèle et mon dévouement, lorsque je fus mis à la tête de l'hôpital créé pour les prisonniers Espagnols atteints de fièvre contagieuse. Qu'on médite cette doctrine : elle offre des vérités sublimes : plus tard on en sera généralement convaincu. (Voyez le Mémoire que j'envoyai à cette époque aux Écoles de médecine de Paris et de Montpellier, et le rapport qu'en firent les médecins du Gouvernement.)

Si l'on se décide à faire un Dictionnaire médico-chirurgical d'après le plan que j'ai donné, je ferai connaître un remède qui ne manque jamais d'emporter l'accès des fièvres intermittentes, ou intermittentes pernicieuses.

Maladie vénérienne.

Pour bien traiter cette maladie, qui souvent complique des affections nombreuses, il s'agit de combiner certaines préparations mercurielles, avec des aliments et d'autres substances qui puissent permettre au minéral de circuler long-temps dans l'économie sans fatiguer les organes. Alors une très-petite quantité de mercure opère aussi-bien qu'une grande sans que l'organisation en soit troublée. Voilà le véritable secret pour guérir les affections les plus rebelles et les plus compliquées.

www.ingramcontent.com/pod-product-compliance
Lightning Source LLC
Chambersburg PA
CBHW030928220326
41521CB00039B/1372

* 9 7 8 2 0 1 4 4 7 5 1 6 6 *